Babys brauchen zarte Kost

Solange Sie stillen, bekommt Ihr Baby alles, was es braucht. Aber spätestens ab dem 6. Monat reicht die Milch alleine nicht mehr. Und mit 10 Monaten, wenn die Zähnchen sprießen, will Ihr Baby langsam etwas zum Löffeln und zum Beißen haben.
Ich möchte Ihnen dabei helfen, Ihr Kind in diesem 1. Lebensjahr richtig zu ernähren, es auf den Geschmack einer gesunden Kost zu bringen und ihm Spaß am Essen beizubringen.
Auf daß es wachse und gedeihe!

Die Farbfotos gestalteten
Odette Teubner
und Kerstin Mosny.

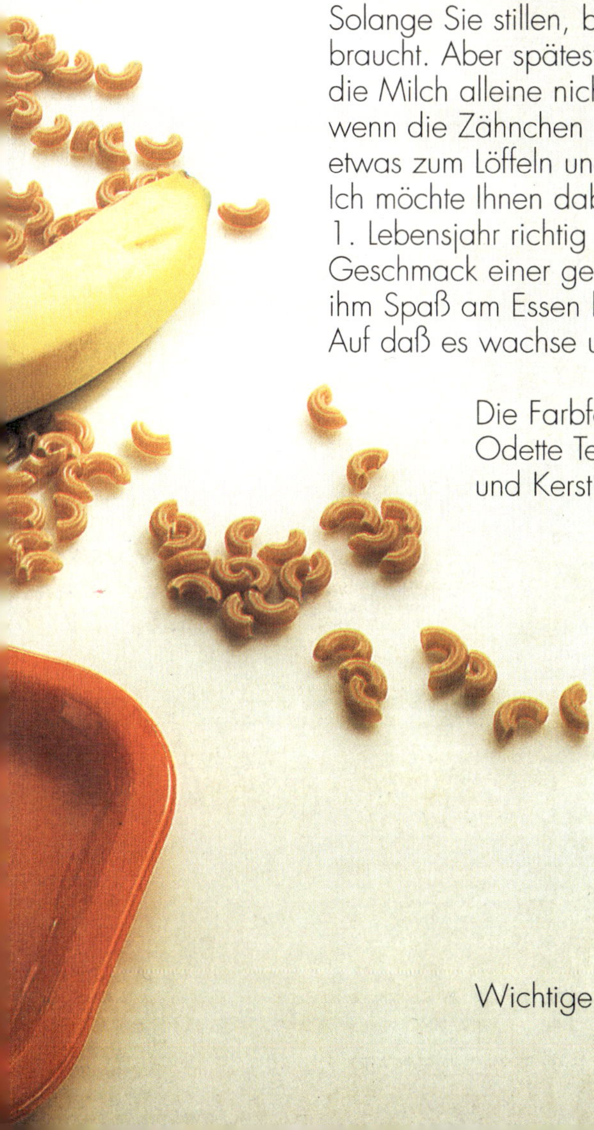

Wichtige Hinweise Seite 64

Wertvolle Ernährung
für Babys

GONDROM

INHALT

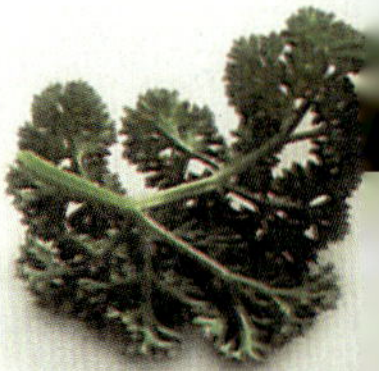

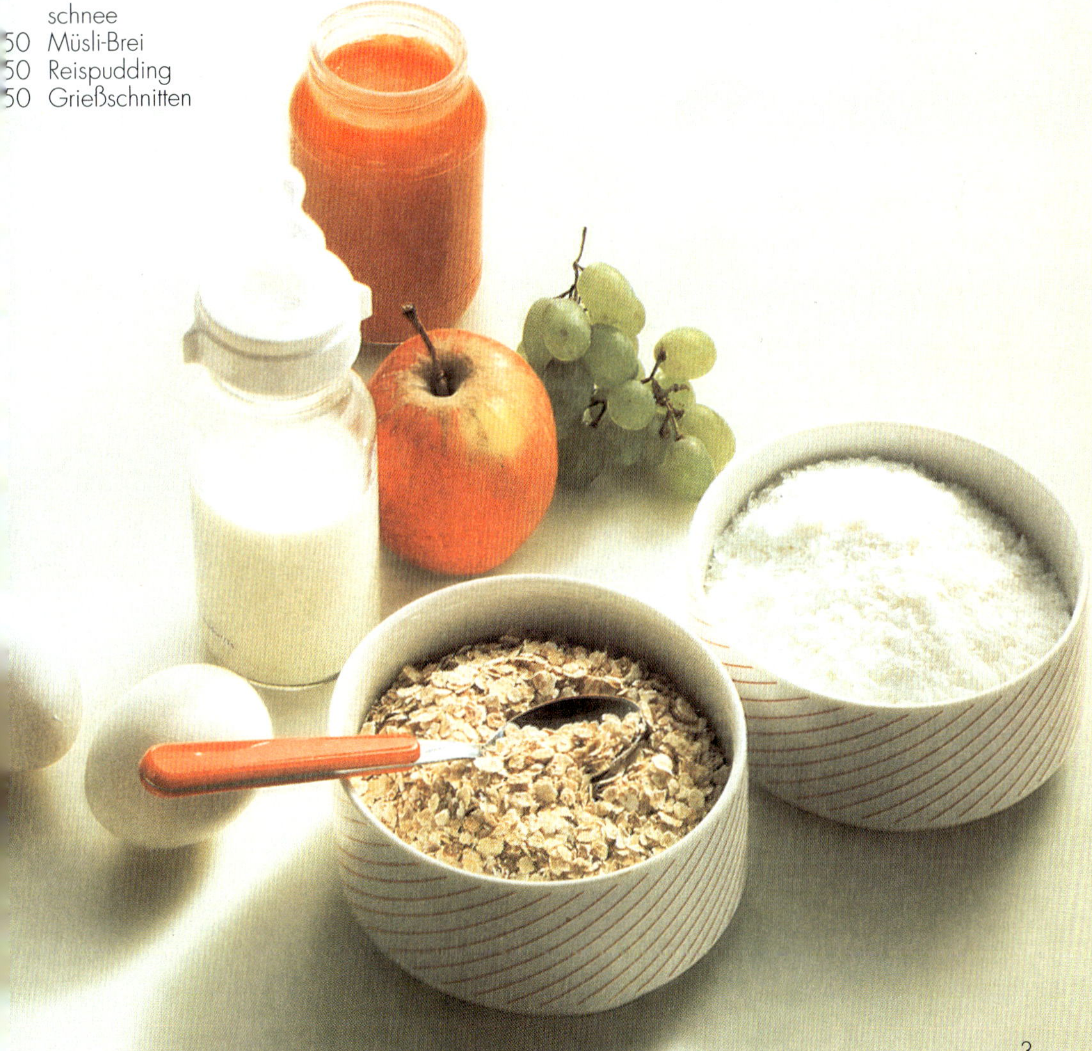

Babys sind nicht »fertig«

Wenn Ihr Kind geboren wird, ist es nicht nur äußerlich klein und hilflos, sondern auch seine inneren Funktionen sind noch nicht ausgereift. Speziell das Verdauungssystem erfüllt seine Aufgaben nur teilweise:

- Es besitzt noch nicht alle Verdauungsenzyme, die die einzelnen Nährstoffe im Magen und Darm abbauen. So fehlen beispielsweise die eiweißspaltenden Fermente aus Bauchspeicheldrüse und Darmschleimhaut. Ihre Aktivität entwickelt sich erst im Laufe des 1. Lebensjahres. Es wird noch nicht ausreichend Magensäure gebildet – Bakterien und Keime können sich noch leichter vermehren.
- Die Zellen der Darmschleimhaut sind auch noch durchlässig für große Moleküle.
- Die Niere ist nicht voll leistungsfähig: Sie scheidet mit den Stoffwechselprodukten relativ viel Flüssigkeit aus.
- Die Leber ist ebenfalls nicht voll ausgereift und belastungsfähig.

Alles in allem: Der Säugling kann Erwachsenenkost noch nicht verarbeiten. Im Mutterleib wurde das Kind ja fast ausschließlich von der Mutter über den Blutkreislauf ernährt. Nur etwas Fruchtwasser schluckte und verdaute der Fetus. Nach der Geburt wird dann innerhalb weniger Tage eine ganze Menge vom Magen-Darm-Trakt des Babys verlangt. Deshalb fließt bei der Mutter die Vormilch anfangs spärlich: Das Kind trinkt in den ersten Tagen kaum mehr als 10–20 g bei einer »Mahlzeit«. Erst am 3.–4. Tag nach der Geburt schießt die Milch bei der Mutter ein, und die Trinkmengen steigern sich dann rasch.

Richtige Ernährung ist lebenswichtig

Solange Sie ausschließlich stillen, brauchen Sie sich um das Gedeihen Ihres Kindes keine Gedanken zu machen. Ihre Milch entspricht genau den Bedürfnissen Ihres Kindes. Doch manche Frauen müssen ihren Säugling ganz oder teilweise mit der Flasche großziehen. Überdies reicht nach dem 4., spätestens aber nach dem 6. Monat die Muttermilch als einzige Nahrungsquelle nicht mehr aus: Das Baby bekommt in zunehmendem Maße »Beikost«, bis es mit 1 Jahr schon seine ersten Zähnchen hat und beginnt, mit den »Großen« zu essen.
In diesem Zeitraum unterscheidet sich die Ernährung des Säuglings erheblich von der des Erwachsenen. Fehler in der Zusammenstellung und Zubereitung der Kost können schlimme Folgen haben: Durch unzureichende Nährstoffzufuhr können die gesunde körperliche und geistige Entwicklung nachhaltig behindert und die Widerstandskräfte herabgesetzt werden. Allergien können ausgelöst werden. Oder der kleine Körper kann einfach überfordert werden.
Diese Fehler lassen sich vermeiden, wenn Sie genau wissen, wie die Ernährung Ihres Kindes aussehen sollte und wi die Nahrung richtig zubereitet wird. Ob die Ernährung richti ist, erkennen Sie natürlich am guten Gedeihen Ihres Kindes.

Fertigprodukte oder Hausmannskost?

Keine Mutter möchte heute da Angebot der Babykosthersteller missen. Denn die Babymilchnahrung rettet so manchem Kind das Leben.
Die Gläschen mit Beikost haben ebenfalls einen berechtig ten Stellenwert: Auf Reisen un an hektischen Tagen greift jede Mutter gerne darauf zurüc Doch eine Ernährung, die nur aus Fertigprodukten besteht, hat auf Dauer auch Nachteile Sie ist teuer, enthält teilweise zu viele Kohlenhydrate in For von Zucker und ist deshalb vie zu süß. Sie enthält zu wenig hochwertige Fette und viel zu viel Salz. Durch die vielen ver schiedenen Zutaten können auch verstärkt Allergien ausgelöst werden – und schließlich gewöhnt sich Ihr Kind an eine Einheitsgeschmack.
Wenn Sie sich also für Gläschen entscheiden, dann sollte Sie nur Produkte wählen, die weder Zucker (auch keinen Malz- oder Traubenzucker) noch Salz enthalten, und die nur aus wenigen einfachen Zutaten bestehen – das steht alles auf dem Etikett.
Wenig empfehlenswert sind die Instant-Breie. Sie enthalten

chts Frisches, sind viel zu süß ıd bieten kaum eine Zeiterıarnis gegenüber einem schen Brei. Erfreulich ist daegen das Angebot von Vollornflocken ohne unnötige ısätze für die Babykost. Vollornflocken finden Sie im Rermhaus, Naturkostladen, Suermärkten und den Lebensmitlabteilungen der Kaufhäuser. och Vorsicht: selbstgekocht ist cht in jedem Fall das beste. e müssen schon sehr sorgfälg vorgehen und sich an unse- Anleitungen halten.
ann aber ist Selbstgekochtes lem anderen vorzuziehen, enn eine aus frischen Zutaten ıbereitete Kost schmeckt einch besser und weckt sicher en Appetit Ihres Kindes. Es rnt die verschiedenen Nahngsmittel kennen, entwickelt orlieben und Abneigungen.

Die Versorgung mit lebensnotwendigen Nährstoffen ist bei richtiger Zubereitung auf jeden Fall ausreichend. Außerdem haben Sie immer die Kontrolle darüber, was Ihr Kind zu sich nimmt – das ist für Allergiker besonders wichtig.
Schließlich wird die Beschäftigung mit der Ernährung Ihres Kindes auch Ihre Einstellung dazu positiv beeinflussen: Sie werden bewußter kochen, essen und Ihr Wissen auch Ihrem heranwachsenden Kind vermitteln können.

Gesund ernährt im 1. Lebensjahr

Ganz genau können Sie das auf den Seiten zu den verschiedenen Lebensabschnitten nachlesen. Einen ersten Überblick gibt Ihnen unten stehendes Ernährungsschema.
In den ersten 4 Monaten ist Muttermilch die ideale Kost. Alternativen sind die an die Muttermilch adaptierten (angepaßten) Präparate der Industrie – oder aber selbstgekochte Milchnahrung.
In den folgenden 4 Monaten werden schrittweise Milchmahlzeiten durch die sogenannte Beikost (Breimahlzeiten) ersetzt. In diesen ersten 8 Monaten richtet sich die Ernährung nach strengen Regeln.
In den letzten 4 Monaten des 1. Lebensjahres steht der langsame Übergang zur Kleinkindkost auf dem Programm.
Ihr Kind sollte sich an eine vielseitige Kost gewöhnen, Spaß am Essen haben, nicht verlernen, auf Hunger und Sättigungsgefühl richtig zu reagieren.

Ernährungsplan für das erste Lebensjahr

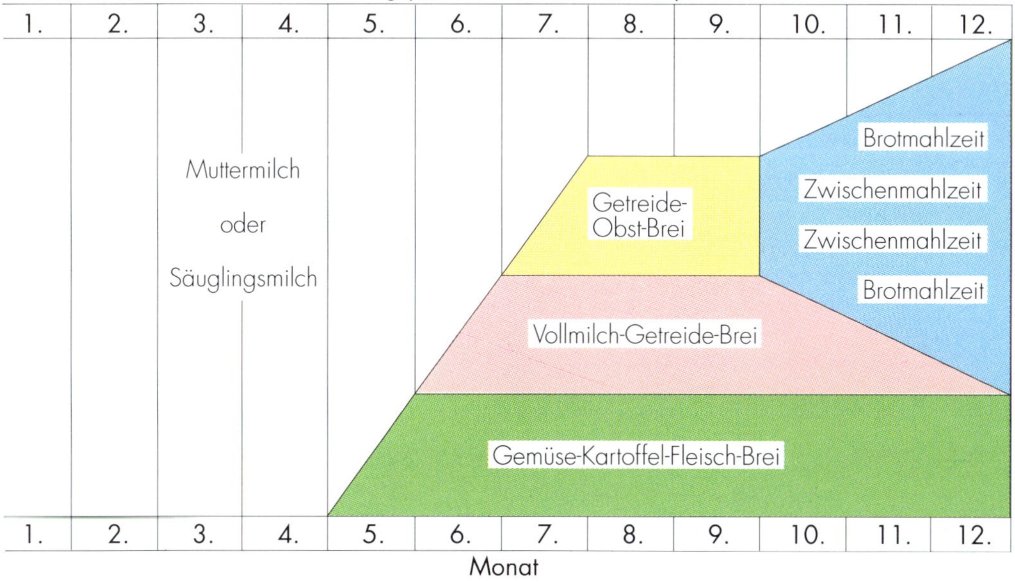

Energie zum Wachsen und Gedeihen

Das beste Zeichen für die gesunde Entwicklung Ihres Kindes sind sein Wachstum und seine Gewichtszunahme. Beides können Sie im Untersuchungsheft Ihres Kindes eintragen.
Das enorme Wachstum erfordert eine hohe Zufuhr an Energie, sprich Kalorien. Ein Neugeborenes benötigt 110-120 kcal pro Kilogramm Körpergewicht und Tag. Dieser relative Energiebedarf sinkt mit steigendem Alter. Für Säuglinge werden 80–110 kcal pro Kilogramm Körpergewicht, für 1jährige 70–80 kcal empfohlen.
Auch der Wärmehaushalt des Babys benötigt viel Energie: Sein Körper hat im Vergleich zur gesamten Masse eine sehr große Oberfläche, die schneller auskühlt als bei uns Großen. Damit die Körpertemperatur gleich bleibt, müssen ständig Kalorien »verbrannt« werden.
Auch die Zusammensetzung spielt eine Rolle. Die Nahrung besteht aus den Bausteinen Kohlenhydrate, Fett und Eiweiß, die Kalorien liefern. Wie sich die Bausteine auf die Kalorien verteilen und in welcher Form sie aufgenommen werden, ist entscheidend. Ideal in der Zusammensetzung ist die Muttermilch.

Wichtige Kohlenhydrate

40% der täglichen Kalorien sollte der Säugling in Form von Kohlenhydraten bekommen. Das entspricht genau dem Anteil der Milchzuckers (Lactose) in der Muttermilch. In industriell und im Haushalt hergestellter Milchnahrung kann dieser Anteil auch von anderen Kohlenhydraten gedeckt werden, zum Beispiel von Milch-, Trauben- oder Haushaltszucker oder aber von Stärkemehlen (Seite 28). Sie sollten in den ersten 4–6 Monaten wegen ihrer chemischen Reinheit nur wie in unseren Rezepturen angegeben verwendet werden.
Mit zunehmendem Alter sollte der Kohlenhydratanteil auf 45–50% steigen. Getreide, Gemüse, Obst und Kartoffeln sollten dann in erster Linie den Bedarf decken. Sie liefern zusätzlich wertvolle Vitamine, Mineral- und Ballaststoffe und sättigen besser als Zucker und weißes Mehl oder Stärke.
Nicht zu vergessen: Die ersten Zähnchen sind bereits da und können durch Zucker die ersten Schäden bekommen. Ein Beispiel dafür ist die Karies an den Schneidezähnen, die schon bei kleinen Kindern durch ständiges Trinken von gesüßten Kindertees oder Fruchtsäften auftritt.
Dicksäfte und Zuckerrohrgranulat haben den gleichen negativen Effekt auf die Mundflora. In den ersten 6-8 Monaten sind sie außerdem nicht zu empfehlen, da ihre aromatischen Säuren und Unreinheiten für den unaus-

Zum Wachsen und Gedeihen lebenswichtige Nährstoffe wie: Kohlenhydrate (Gemüse, Obst, gemahlenes Getreide), Fett (Butter, Ei, Fleisch, Milch und Milchprodukte), Eiweiß (Milch, Fleisch, Ei, Getreide).

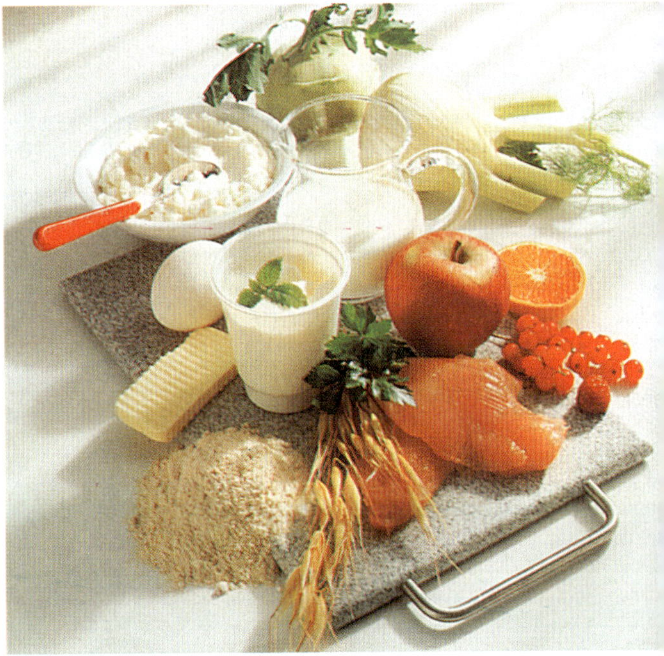

reiften Organismus noch zu-
el sind. Nach dem 8. Monat
nnen sie den Zucker in Ma-
n ersetzen.
obieren Sie immer, ob Ihnen
e Speisen nicht zu süß gera-
n: Der Geschmackssinn des
ndes sollte sich nicht auf eine
erhöhte Süße einstellen.

ett: Butter und Keimöl

0% der Energie der Mutter-
lch wird durch Fett abge-
eckt – ein erheblich höherer
nteil als in der Erwachsenen-
nährung, in der 30% empfoh-
n werden. Säuglinge benöti-
en eine fettreiche Kost, weil
ett mit wenig Masse schon
hr viel Energie liefert. Babys
agen ist noch klein, sein
ergiebedarf aber groß –
ett löst dieses Problem. Zu-
em enthält es die ungesät-
gten Fettsäuren, die fettlösli-
en Vitamine A, D, E, K (Sei-
8/9) und fördert deren Auf-
ahme im Darm aus Obst und
emüse – Substanzen, die der
örper braucht. Wenn nicht ge-
llt wird, deckt in der selbstzu-
ereiteten Milchnahrung am
esten ein gutes Keimöl den
edarf. Erst nach dem 4. Mo-
at sollte Butter eingeführt wer-
en. Gegen Ende des 1. Le-
ensjahres sollte der Fettanteil
er Nahrung allmählich auf
0–35% reduziert werden. Er
llte zur Hälfte durch tierische
ette, allen voran Butter, und
r Hälfte durch pflanzliche
le gedeckt werden. Ab und
kann auch ungehärtete Mar-
arine verwendet werden.
altgepreßte Öle enthalten viele ungesättigte Fettsäuren. Das macht sie besonders wertvoll. Doch sind darin auch noch andere Substanzen enthalten, die für den jungen Säugling schwer verdaulich sind. Also erst nach dem 8. Monat langsam auf diese Öle umsteigen. Tierische Fette sind versteckt in fettem Fleisch, Wurst und Käse (über 45% Fett i.Tr.). Diese Fette sind weniger wertvoll und sollten wenig verzehrt werden. Das Fett im Eigelb ist dagegen sehr vitaminhaltig. Milch und Milchprodukte enthalten ebenfalls in ihrem Fettanteil viele Vitamine. Deshalb keineswegs zu fettarmen Sorten greifen, sondern nur Produkte mit 3,5% Fett wählen. Wenn Kalorien sparen, dann nicht hier, sondern bei Süßigkeiten und zukkerhaltigen Getränken.

Eiweißquellen

Zwischen 10 und 15% Eiweiß sollte die Säuglingskost enthalten – mehr nicht. Die Muttermilch enthält sogar noch weniger Eiweiß. Dafür wird es aber vom Kind fast vollständig verwertet und entspricht genau dem kindlichen Bedarf.
In den ersten Monaten können durch artfremde Eiweiße in industriell oder selbst hergestellter Säuglingsmilchnahrung leicht Allergien ausgelöst werden. Sind Sie oder Ihr Mann Allergiker, sollten Sie deshalb so lange wie möglich voll stillen, dann aber zu hypoallergener Milchnahrung greifen (Seite 27).
Mit Einführung der Beikost werden Fleisch, Kartoffeln und Vollkornflocken schon vertragen. Das Eiweiß sollte zur Hälfte aus tierischen Produkten wie Milch, Fleisch und Ei und zur Hälfte aus pflanzlichen Quellen wie Kartoffeln und Getreide stammen. Kombiniert ergänzen sich ihre Bausteine (Aminosäuren) so, daß sie dem Bedarf Ihres Kindes entsprechen. Die »biologische Wertigkeit« ist ein Maß zur Bedarfsdeckung.

Optimale Lebensmittelkombination erhöht die »biologische Wertigkeit«

	Milch-produkte	Eier	Getreide-produkte	Mais	Kartoffeln	Hülsen-früchte	Nüsse, Samen
Milchprodukte				x	x	x	x
Eier					x	x	
Getreideprodukte	x					x	x
Mais	x					x	
Kartoffeln	x	x					
Hülsenfrüchte	x	x	x				x
Nüsse, Samen	x		x			x	

Vitamine

Beim Säugling ist der Bedarf an Vitaminen sehr hoch, denn sein Stoffwechsel ist durch das ungeheure Wachstum äußerst aktiv. Eine Vitamin-Unterversorgung kann zu bleibenden körperlichen Schäden führen. Bis zum 4. Monat bekommen voll gestillte Säuglinge mit der Muttermilch wirklich alles, was sie brauchen – nur Vitamin D sollte zusätlich gegeben werden.
Vitamin C (Ascorbinsäure) ist an der Bildung des Bindegewebes beteiligt und fördert die Eisenaufnahme. Ein Mangel kann zu Infektanfälligkeit führen. Da Muttermilch sehr Vitamin-C-reich ist – vor allem, wenn sich die Mutter bewußt ernährt –, ist die Versorgung gestillter Kinder bestens. Ernähren Sie Ihr Kind mit selbstzubereiteter Babymilch, dann müssen Sie bereits mit 6 Wochen löffelweise Karotten- oder frisch gepreßten Orangensaft füttern. Industriell hergestellte Babymilchnahrung enthält dagegen ausreichend Vitamin C. Wenn Sie ab dem 4. Monat Obst (Apfel, Banane) und Gemüse (Karotten, Kartoffeln) frisch zubereiten, wird Ihr Kind ausreichend versorgt.
Die B-Vitamine (B1, B2, B6, B12, Folsäure, Niacin) spielen eine Schlüsselrolle im allgemeinen Stoffwechsel und bei der Bildung der roten Blutkörperchen. Der Bedarf an diesen Stoffen wird durch Muttermilch, später Kuhmilch, viel Vollkornflocken (Naturkostladen) und etwas magerem Fleisch ausreichend gedeckt.
Wenn Sie strenge Vegetarierin sind und voll stillen, kann Ihr Kind einen akuten Vitamin-B12-Mangel bekommen, der behandelt werden muß. Sprechen Sie mit Ihrem Arzt darüber.
Bei allen wasserlöslichen Vitaminen (C, B-Gruppe, Biotin) wird ein Zuviel wieder ausgeschieden. Große Vorräte im Körper können nicht angelegt werden. Eine regelmäßige Versorgung ist deshalb wichtig.
Anders bei den fettlöslichen Vitaminen (A, D, E, K): Hier kann extreme Überdosierung sogar zur Vergiftung führen. Es werden auch Vorräte im Fettgewebe gespeichert und sichern damit für längere Zeit die Versorgung.
Vitamin A (Retinol) benötigen die Säuglinge erst ab dem 4. Monat, so lange reicht das Depot, das bereits im Mutterleib angelegt wurde. Wichtig ist Vitamin A für den Aufbau der Haut und die Regeneration des Sehpurpurs. Enthalten ist es als Karotin, eine Vorstufe des Vitamins, in Gemüse, vor allem in Karotten. Am besten versorgt wird Ihr Baby, wenn Sie ihm gegarte, mit etwas Fett fein pürierte Karotten geben.
Vitamin D ist das kritischste Vitamin während des 1. Lebensjahres. Deshalb wird es jedem Säugling – gleich ob gestillt oder Flaschenkind – in Tablettenform verordnet. Und zwar meist als Kombinationspräparat mit Fluor (Seite 9). Denn Vitamin D fördert den Einbau von Calcium und Phosphor in die Knochen. Ein Mangel führt dazu, daß die Knochen weich werden und sich verformen: Es kommt zur Rachitis mit bleibenden Schäden.
Vitamin D kommt in Ei, Lebertran, Seefisch und Milch vor, doch die entscheidende Menge wird in der Haut unter direkter Sonneneinstrahlung gebildet. In unseren Breiten reicht das UV-Licht, besonders in der kalten Jahreszeit, nicht aus, um genug Vitamin D zu bilden. Deshalb sollten Sie in jedem Fall die Tabletten nach Dosierung des Kinderarztes geben. Gehen Sie außerdem im Sommer mit Ihrem Kind ins Licht und an die Sonne, damit es Vorräte fürs ganze Jahr anlegt.
Vitamin K sorgt für eine gute Blutgerinnung. Es wird im Dickdarm von Kolibakterien gebildet, die aber erst auftreten, wenn Ihr Kind Kuhmilch bekommt. Bis dahin zehrt es von dem kleinen Vorrat, den es auf die Welt mitbringt.
Vitamin E, das die ungesättigten Fettsäuren schützt, ist in Muttermilch und in Babymilchnahrung reichlich enthalten. Später wird der Bedarf mit kaltgepreßten Ölen gedeckt.

Mineralstoffe

Sie sind im Organismus sowohl Bausteine, Bestandteil von Vitaminen und Enzymen als auch Inhaltsstoffe der Körperflüssigkeiten. Gleichzeitig stellen sie sehr hohe Ansprüche an die Nieren. Deshalb kann ein Zuviel schädlich sein.
Natrium, Kalium und Chlor sind hauptsächlich an der Muskelkontraktion beteiligt und übernehmen noch einige and

re wichtige Funktionen. Babys sind damit im 1. Lebensjahr gut versorgt.

Calcium und Phosphor sind Bausteine für Knochen und Zähne. Sie sind in jeder Art von Milch enthalten. Nur reine Sojamilch hat zu wenig Calcium – Sie sollten deshalb bei einer Allergie eine speziell für Säuglinge hergestellte Milch geben (Seite 27).

Eisen ist notwendig zur Bildung der roten Blutkörperchen und damit zur Sauerstoffversorgung des ganzen Körpers. Da sich die Blutmenge des Neugeborenen im 1. Lebensjahr erheblich erhöht, ist der Bedarf auch entsprechend hoch. Bis zum 4.–6. Monat kann das Kind noch auf die Vorräte zurückgreifen, die es im Mutterleib angelegt hat. Dann wird es jedoch knapp, auch bei voll gestillten Kindern. Bester Eisenlieferant ist Fleisch, denn es liegt dort reichlich und in einer für den Menschen günstigen Form vor. Aus diesem Grund plädieren die Kinderärzte für Fleischzusätze zum Gemüsebrei ab dem 5. Monat. Denn die Eisenaufnahme wird im Darm von gleichzeitig vorhandenem Vitamin C verbessert. Deshalb das Fleisch immer zusammen mit Gemüse geben oder den Brei mit 1 Teelöffel Orangensaft abschmekken. Milch hemmt dagegen die Eisenaufnahme! Ein- bis zweimal pro Monat können Sie das Fleisch durch Schweineleber ersetzen.

Fluor ist Bestandteil der Zähne, wird dort eingelagert und bietet einen gewissen Schutz vor Karies. Da gerade im Binnenland das Trinkwasser zu wenig Fluor enthält, sollten Sie entsprechend den Empfehlungen der Kinderärzte Fluor in Tabletten zugeben. Die Versorgung mit den übrigen Mineralstoffen ist zunächst durch die Milchnahrung, später vor allem durch Gemüse gewährleistet.

Vitamine und Spurenelemente müssen sein: ***1*** *Banane (Vitamin C);* ***2*** *Käse (Vitamin B2, Calcium);* ***3*** *Orange (Folsäure, Vitamin C);* ***4*** *Milch (Vitamin B2, Calcium);* ***5*** *Trauben;* ***6*** *dunkles Rindfleisch (Eisen, B-Vitamine);* ***7*** *Getreide (B-Vitamine);* ***8*** *Karotte (Vitamin A);* ***9*** *Mandeln (Vitamin E);* ***10*** *Kartoffel (Vitamin B2, Eisen);* ***11*** *Beeren (Vitamin C, Eisen).*

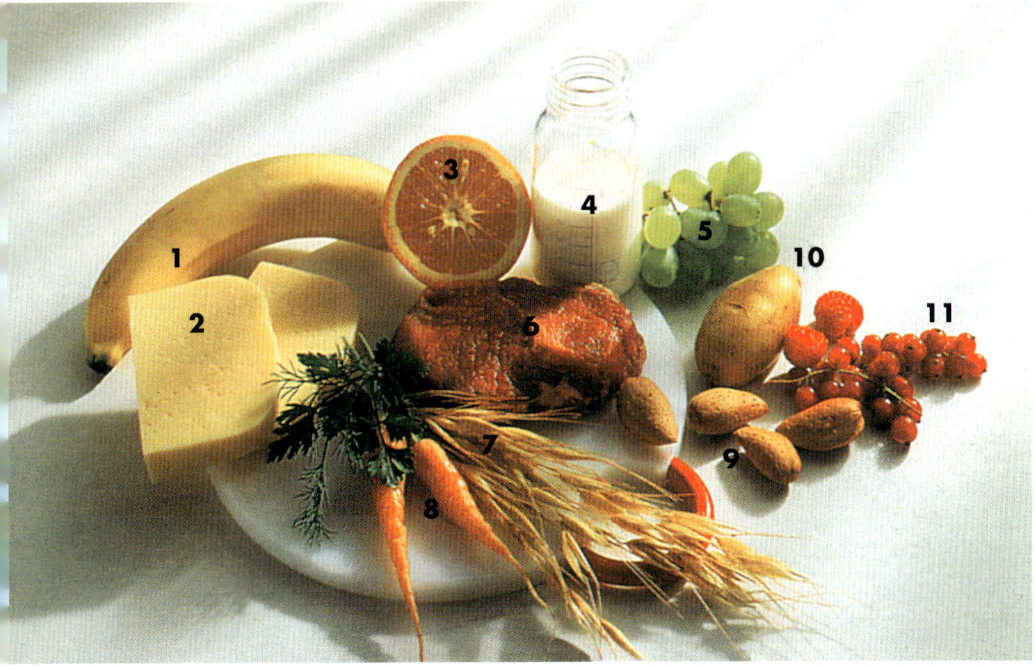

Flüssigkeit: Milch und Wasser

Relativ gesehen benötigt der Säugling viel Flüssigkeit: 140–180 ml pro Kilogramm Körpergewicht in den ersten 3 Monaten. Bis zum Ende des 1. Lebensjahres verringert sich dieser Bedarf alle drei Monate, zunächst auf 130–150 ml, dann auf 120–145 ml und endlich auf 120–135 ml pro Kilogramm Körpergewicht. Ein Erwachsener benötigt dagegen nur 30–40 ml pro Kilogramm! Der Grund:
Die Niere Ihres Babys ist noch nicht so leistungsfähig: Sie scheidet mit den Abbauprodukten viel Wasser aus, sie kann noch nicht so stark »konzentrieren«. Doch die meiste Flüssigkeit verliert der Säugling über Lunge und Haut. Vor hohen Wasserverlusten ist das Baby nicht so gut geschützt wie ein Erwachsener. Seine Flüssigkeitsreserven innerhalb der Zellen sind gering. Der Säugling ist also stets auf eine gleichmäßig hohe Flüssigkeitszufuhr angewiesen. Wenn Sie Ihr Baby voll stillen, wird der Flüssigkeitsbedarf über die Milch ausreichend gedeckt. Sie brauchen ihm keinesfalls zusätzlich Flüssigkeit zu geben.
Doch wenn Ihr Baby die Flasche bekommt und es im Sommer stark schwitzt, dann kann eine kleine Flasche ungesüßter Tee außer der Reihe durchaus sinnvoll sein. Auch bei Fieber, Durchfall und Erbrechen steigert sich der Flüssigkeitsbedarf erheblich. Doch lassen Sie die Teeflasche nicht zum Schnullerersatz werden. Säfte sind zum Durstlöschen ungeeignet: Sie enthalten viel zuviel Zucker und entsprechen eher kleinen Zwischenmahlzeiten. Zusätzlich zur Milch sollten am besten nur Wasser oder dünne, frisch gebrühte, ungesüßte Tees gegeben werden. Wenn in Ihrem Haus alte Bleirohre in Betrieb sind und wenn der Nitratgehalt über 20 mg pro Liter liegt (beim Wasserwerk nachfragen!), sollten Sie besser stille Mineralwässer mit dem Vermerk »für Säuglingsnahrung geeignet« nehmen.

Getränke selber herstellen

Instant-Tees und Babysäfte sind oft gezuckert – oder mit Fruchtmark übersüßt. Frisch gebrühte, ungesüßte Tees sind dagegen preiswert und zudem besonders wirkungsvoll. Sie beruhigen den Magen, helfen bei Blähungen und stillen den Durst besser als gesüßte Tees. Säfte können Sie im Schnellkochtopf oder mit dem Entsafter schnell selber herstellen.
Gekochter Saft ist besonders verträglich, enthält aber weniger Vitamine als roh gepreßter. Beide Säfte nicht in größeren Mengen statt Milch geben! Lieber auf Vorrat herstellen, in Eiswürfeln einfrieren und zum Trinken mit etwas Wasser verdünnen oder zum Brei geben.
Am besten eignet sich für Babys ein frisch gebrühter Kräutertee. Die Zutaten dafür gibt es in der Apotheke. Die Samen immer vor dem Brühen erst im Mörser anstoßen, damit sich die Inhaltsstoffe besser lösen. Den Tee gleich in einer nur fürs Baby reservierten Kanne – am besten aus Glas – zubereiten. Hier einige Vorschläge:

<u>Magentee</u> (ab 1. Tag)
Für 1 kleine Flasche 1/2 Teelöffel Fenchelsamen leicht zerstoßen und mit 1 Stückchen Süßholz (Naturkostladen, Apotheke) in eine Teekanne geben. Dann 1/8 l Wasser etwa 2 Minuten sprudelnd kochen lassen und auf den Tee gießen. Nach etwa 10 Minuten durch ein Sieb in ein Fläschchen füllen.

<u>Beruhigungstee</u> (ab 1. Monat)
Für 1 kleine Flasche 1 Prise Anissamen zerstoßen, mit 1 Teelöffel getrockneten Melissenblättern und 1 Stückchen Süßholz in die Teekanne geben. Dann 1/8 l Wasser etwa 2 Minuten lang kochen, auf den Tee gießen und nach etwa 10 Minuten den Tee durch ein Sieb in eine kleine Babyflasche füllen.

<u>Traubensaft</u> (ab 6. Woche)
Für etwa 200 ml Saft 400 g weiße Trauben (ersatzweise Beeren oder Steinobst) vom Stengel zupfen, gründlich waschen, abtropfen lassen und halbieren. In den Siebeinsatz des Schnellkochtopfes füllen. Auf den Boden des Topfes etwa 2 cm hoch Wasser einfüllen, das Einsatzkreuz, die Saftschale (Zubehör) und den Siebeinsatz mit den Trauben übereinander stapeln. Den Topf

schließen und die Trauben etwa 12 Minuten lang entsaften (genaue Angaben in den Geräteanleitungen). Der Traubensaft hat etwa 1065 kJ/255 kcal.

Karottensaft (ab 6. Woche) Mischen Sie diesen Karottensaft zu gleichen Teilen mit frischgepreßtem Orangensaft, damit Ihr Kind auch gleich genug Vitamin C bekommt. Für etwa 200 ml Saft 600 g frische Möhren putzen, gründlich waschen und schälen. In 3 Eßlöffeln Wasser etwa 15 Minuten dünsten und in einem Entsafter (Zentrifuge) entsaften. Den Saft mit 1/2 Teelöffel Keimöl verquirlen, portionsweise in einem Eiswürfelbereiter einfrieren. Tiefgefroren ist der Saft bis zu 6 Wochen haltbar. Er enthält 790 kJ/190 kcal.

*Babys brauchen viel Flüssigkeit. Mit wenigen Zutaten lassen sich Tees (**2** Fencheltee, **3** Anistee) und Säfte (**1** Karottensaft) schnell zubereiten: **4** Anis, **5** Süßholz, **6** Zitronenmelisse, **7** Fenchel, **8** Karotten.*

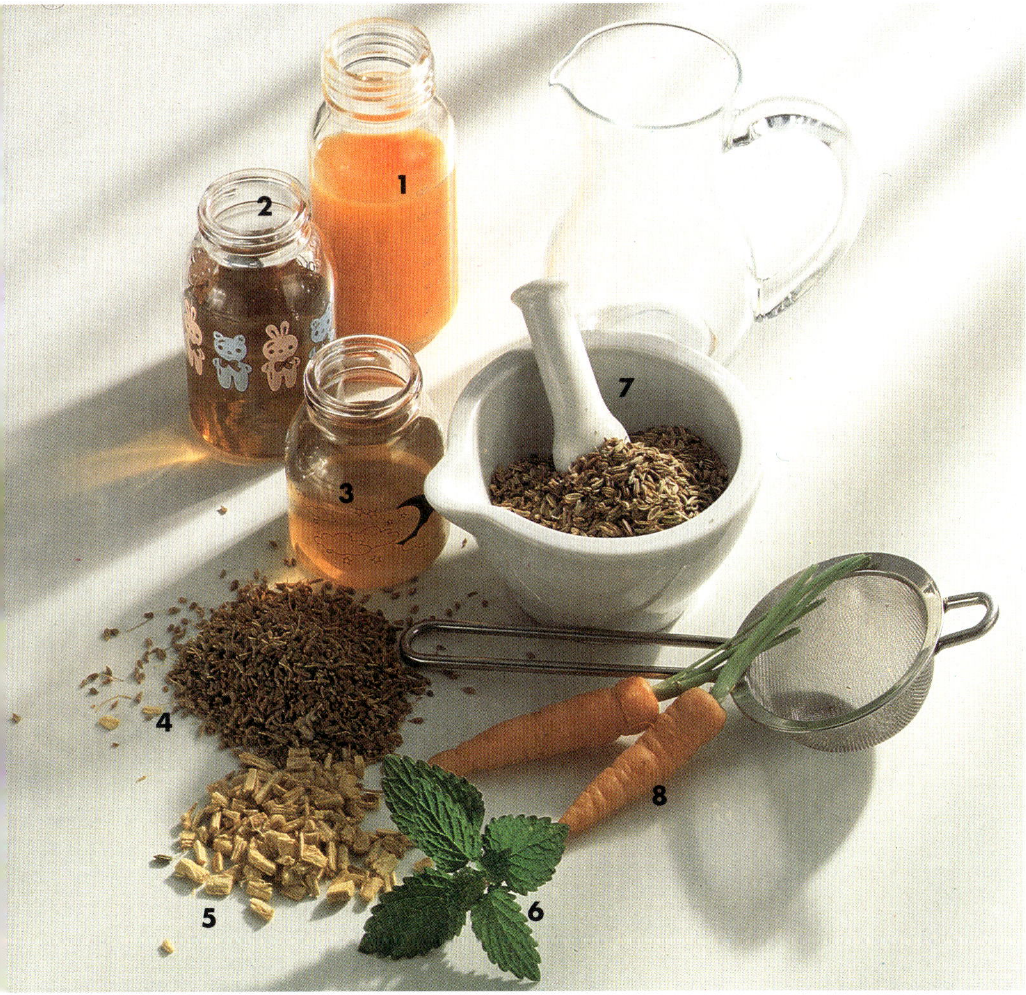

Babygerecht und gesund

Erst die Zubereitung im Haushalt entscheidet über den tatsächlichen Nährwert der Speisen. Durch richtiges Putzen und Waschen können Sie hier den Schadstoffgehalt von Obst und Gemüse reduzieren.
Essen für Babys muß jedoch nicht nur gesund, es muß auch »kindgerecht« sein.

• Ein Baby hat feinere, unverbildetere Geschmacksnerven als ein Erwachsener: Es empfindet alle Reize wie Salz, Gewürze, Härte, Krustigkeit viel intensiver als wir.
• Ein Baby kann noch nicht kauen.
• Ein Kind ißt zwar weniger als wir, aber im Verhältnis zu seiner Größe muß es erheblich größere Mengen verzehren als ein Erwachsener.
• Der Flüssigkeitsbedarf eines Babys ist viel höher, sein Durstgefühl ist größer.
• Aus allen diesen Gründen ißt ein Kind langsamer als ein Erwachsener.

Sie können eine Menge tun, damit es besser rutscht. Dazu gehört natürlich zunächst einmal die appetitliche Zubereitung – Babys haben schon einen ausgeprägten Farbensinn. Schmecken Sie mit zarten Kräutern ab – nicht mit Salz oder scharfen Gewürzen. Außerdem sollten die Breie fein gemust und saftig sein.
Behalten Sie immer die Entwicklung Ihres Kindes im Auge: Gerade während des 1. Lebensjahres ändern sich die Ansprüche Ihres Kindes an die Nahrung schnell. Machen Sie die Ernährung Ihres Kindes nicht zum Experimentierfeld extremer Vorstellungen. Weder strenger Vegetarismus noch rigide Vollwertkost sind dem Säugling angemessen. Aber auch der kritiklose Umgang mit dem Angebot der Nahrungsmittelindustrie oder das zu frühe Füttern von Erwachsenenkost sind nicht das Richtige. Versuchen Sie statt dessen, möglichst einfache Gerichte schonend zuzubereiten. Und scheuen Sie sich nicht vor Wiederholungen im Speiseplan, denn Ihr Kind ist noch kein Gourmet.

Schonend zubereiten

Braten, Fritieren und Grillen kommt für Säuglinge noch nicht in Frage. Die schonendste Art der Zubereitung ist das Dünsten. Dazu wird eine Speise mit ganz wenig Fett im eigenen Saft oder unter Zugabe von wenig Flüssigkeit bei schwacher Hitze gegart. Es ist günstiger, mit wenig Fett zu dünsten und Butter oder Öl erst nach dem Garen zuzugeben, damit keine Vitamine verlorengehen. Garen Sie immer bei geschlossenem Deckel, denn Vitamine reagieren nicht nur auf Hitze empfindlich, sondern auch auf Luft und Licht.
Kochen in Flüssigkeit ist nur dann sinnvoll, wenn diese mitverwendet wird wie bei Suppen oder Saucen.
Eine weitere schonende Garmethode ist das Garen in Folie, das dem Dünsten im eigenen Saft entspricht. Auch Schnellkochtopf und Mikrowelle gehen sanft mit wertvollen Inhaltsstoffen um. Sie müssen sich aber genau an die Zeitangaben der Hersteller halten, sonst garen Sie die Speisen zu lange, und das hat einen hohen Nährstoffverlust zur Folge.

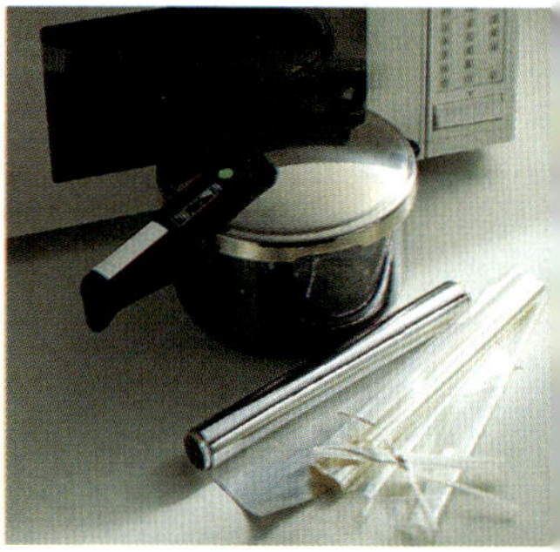

Schnellkochtopf, Folie und Mikrowelle schonen Inhaltsstoffe.

Garen in der Mikrowelle

Garen in der Mikrowelle ist besonders günstig, wenn es sich um Tiefgefrorenes handelt (wie beispielsweise Obstbrei auf Vorrat) oder um kleine Gemüseportionen. Breie, die nur quellen müssen, lassen sich auf dem Herd ebenso schnell zubereiten.
Deshalb habe ich nur bei den geeigneten Rezepten zusätzlich die Angaben für die Mikrowelle ergänzt. Die Arbeitsgänge, die vom Normalrezept abweichen, sind mit dem Zusatztext »Mit Mikrowelle« beim Rezept beschrieben.

• In der Regel wird bei 600 Watt gegart. Wer nur ein 500-Watt-Gerät hat, muß

-2 Minuten länger garen, bei Geräten mit höherer Wattleistung die niedrigere Stufe nehmen.
Das Schüsselchen in die Mitte des Gerätes oder des Drehtellers stellen. Die Schüssel dabei immer abdecken.
Nach dem Garen die Speisen, je nach Angabe des Herstellers, kurz stehenlassen und zwar immer abgedeckt.
Nur mikrowellengeeignetes Geschirr verwenden, am besten Glaskeramik oder feuerfestes Glas. Bitte keine Plastikbabyflaschen oder -sauger!
Rühren Sie den Brei immer gründlich um und probieren Sie ihn. Denn die Wärmeverteilung in Lebensmittel ist sehr unterschiedlich. Und: An heißen Speisen kann sich Ihr Baby verbrennen.
Wenn Sie Flüssigkeiten erhitzen, immer einen Glas- oder Metallöffel hineinstellen, sonst kocht's über.
Babymilch nicht in der Mikrowelle zubereiten.

Kräuter und Gewürze

Salz ist im 1. Lebensjahr unbedingt tabu. Machen Sie also nicht den Fehler, die Speisen nach Ihrem persönlichen Geschmack zu würzen: Das ist für den Babymagen viel zu scharf. Geben Sie frische, feingehackte Kräuter an die Speisen. Auch Butter und Keimöle haben einen pikanten Eigengeschmack. Junges Gemüse schmeckt besser als Lagerware.
Mit etwas Bananenmus, ein wenig Orangensaft, einer zerdrückten Erdbeere können Sie dem Gemüsebrei eine süßliche Note verleihen.
Doch soll Ihr Kind auch lernen, wie Kartoffeln, Karotten oder Blumenkohl pur schmecken.

Babykost fein pürieren

Aus sehr fein pürierter Kost kann der kindliche Darm viel mehr Nährstoffe verwerten als aus grob zerdrückten Speisen. Deshalb sollten Sie jetzt entweder einen Blitzhacker, einen Pürierstab oder eine Küchenmaschine kaufen. Denn alles durch die Flotte Lotte zu passieren ist zwar eine Möglichkeit, aber höchst mühsam.
Der Pürierstab ist deshalb so praktisch, weil Sie die Speisen noch im Topf zerkleinern können. Sie werden aber nicht so fein, und er bewältigt nur kleine Mengen.
Der Blitzhacker püriert selbst kleinste Mengen wunderbar, eignet sich aber nicht so gut für Flüssiges.
Der Mixer, separat oder als Zusatzgerät zur Küchenmaschine, zerkleinert ebenso fein wie der Blitzhacker und eignet sich besonders gut für flüssige Nahrung. Kleine Mengen werden jedoch vom Schlagmesser oft nicht richtig erfaßt. Wer in Zukunft gerne entsaften, raspeln, mahlen und kneten möchte, sollte den Kauf einer Küchenmaschine erwägen.
Im Laufe des 2. Lebenshalbjahres müssen die Speisen nicht mehr ganz so fein zerkleinert werden: Das Baby kann sich jetzt schon ein wenig im Kauen üben. Zerdrükken Sie Bananen und weiches Gemüse nur noch mit einer Gabel oder dem Kartoffelstampfer. Gegen Ende des 1. Lebensjahres reicht dann Kleinschneiden.

Mit diesen praktischen Küchenhelfern können Sie Obst oder Gemüse problemlos zermusen.

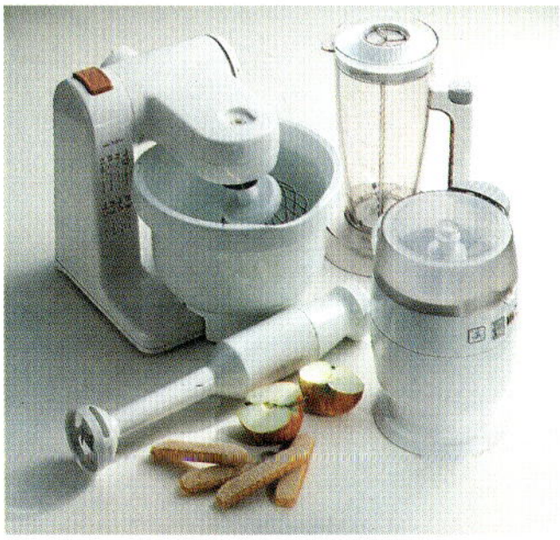

Frisches fix verarbeiten

Geputztes, geschältes, zerkleinertes Gemüse und Obst verlieren unter Einfluß von Licht, Luft und Wärme einen Großteil ihrer Vitamine. Bereiten Sie deshalb die Mahlzeiten erst unmittelbar vor dem Essen zu – oder frieren Sie sie ein.
Warmhalten hat eine ähnlich zerstörerische Wirkung auf die Vitamine – außerdem können sich dabei Keime entwickeln. Also lieber den fertigen Brei in den Kühlschrank stellen und erst vor dem Füttern aufwärmen, wenn Ihr Baby mal länger schlaft. Reste in keinem Fall wiederverwenden!

Weniger Schadstoffe

Als Grundregel vorweg: Alles, was Sie zubereiten, sollten Sie gründlich waschen, wenn möglich, schälen oder die Außenblätter entfernen. Die Schadstoffe lagern sich nämlich teilweise auf und in der Schale ab. Schwermetalle gelangen über die verschmutzte Luft, über das Grundwasser und schließlich über die Nahrungskette in unseren Körper.

Wichtig: Eine gute Eisenversorgung bremst die Aufnahme schädlicher Schwermetalle, erfüllt also eine innere Schutzfunktion.

- Blei kommt in Rinder- und Kalbsleber, Blatt- und Wurzelgemüse, verschiedenen Pilzen und Beeren vor. Ins Trinkwasser gerät es über alte Bleiwasserleitungen (Seite 10). Blei lagert sich vorwiegend auf den Lebensmitteln ab, so daß durch Waschen und Schälen 30–70% entfernt werden können.
- Cadmium reichert sich insbesondere in Rinder- und Schweineniere, Leber, Wildpilzen und Muscheln an. Durch die Bearbeitung in der Küche lassen sich nur 10–15% Cadmium entfernen, weil es sich gleichmäßig im Produkt verteilt.
- Quecksilber lagert sich hauptsächlich in Niere und Leber vom Schwein und in Hasenleber ab. Stark belastet sind Fische: Hai, Heilbutt, Thunfisch, Aale und Hecht.

Fazit: Weder Niere noch Leber während der Stillzeit essen.

- Rückstände unerlaubter Medikamente kommen im Fleisch auch vor. Verzichten Sie zur Sicherheit auf Kalbfleisch. Bevorzugen Sie Fleisch aus ökologischen Betrieben.
- Nitrat ist ein natürlich vorkommender Schadstoff. Auf Seite 22 können Sie nachlesen, wie Sie es reduzieren können.
- Oxalsäure kommt ebenfalls natürlich vor, hauptsächlich in Spinat, roter Bete und Rhabarber. Sie bindet Calcium und entzieht es dem Körper. Kochen Sie diese Lebensmittel selten und dann immer in Verbindung mit calciumreichen Milchprodukten.
- Solanin kommt in grünen Bereichen der Oberfläche von Kartoffeln und Tomaten vor. Diese Stellen sollten Sie vor dem Garen immer entfernen, denn Solanin ist giftig.
- Braten, Toasten und Grillen ist im 1. Lebensjahr sowieso tabu – die Benzpyrene, die sich dabei bilden könnten, sind schädlich, und der Röstgeschmack ist zu herb fürs Baby.
- Gepökelte (eingesalzene), geräucherte Fleischwaren sollten Sie ebenfalls meiden. Einerseits, weil der Salzgehalt dieser Produkte für Säuglinge zu hoch ist. Andererseits enthält das Pökelsalz Nitrit, aus dem beim Braten oder Grillen Nitrosamine gebildet werden können, die krebserregend sind. Übrigens: Auch Fleischwürste, Lyoner oder Wiener Würstchen sind immer gepökelt und häufig geräuchert!

Fläschchen und Sauger sollten regelmäßig sterilisiert werden; zum Beispiel im Kochtopf.

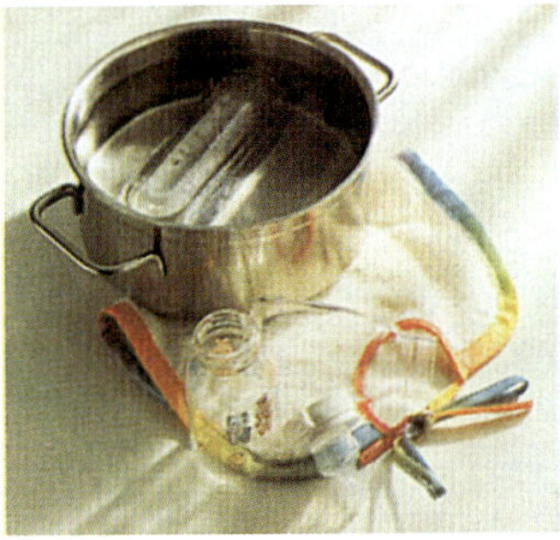

Keimfreie Fläschchen und Sauger

Im 1. Lebenshalbjahr ist peinliche Hygiene bei der Herstellung der Babykost sehr wichtig: Der Babymagen kann noch nicht alle Keime vernichten, es kommt schnell zu einer Infektion. Deshalb müssen Flaschen und Sauger nach jeder Benutzung mit einer Flaschenbürste unter fließendem Wasser gründlich gereinigt werden. Sauger noch zusätzlich mit etwas Salz kräftig ausreiben und spülen. Anschließend wird sterilisiert.

- Das Sterilisationsbad kommt langsam aus der Mode. Ich meine, zu Recht. Denn wozu Chemie, wenn es auch anders geht?
- Die Firmen NUK und EMIDE bieten spezielle Geräte zur Sterilisation des Fläschens an. Sie kosten unter € 50, sind einfach und praktisch zu handhaben.

Nachteil: Wenn die Fläschchenzeit vorbei ist, können Sie die Geräte einmotten.

• Den Schnellkochtopf dage-
jen können Sie auch noch
päter nutzen. Jeder Hersteller
jibt in der Rezeptbeilage an,
vie's geht.
• Sie können die Flaschen mit
Zubehör auch etwa 30 Minu-
en im normalen Kochtopf
ochen.
• Reservieren Sie eine saubere
:cke für den Flaschenständer,
ım besten in einem Schrank.
So bleiben die Flaschen auch
auber, bis sie benutzt werden.

/orratsküche

Venn die Portionen größer verden, können Sie diese Aahlzeiten auf Vorrat kochen.)ies ist aber nur dann sinnvoll, venn Sie entweder einen Tief-ühlschrank, -truhe oder ein 1-Sterne-Gefrierfach im Kühl-chrank haben.
\uf den Seiten 60 und 61 fin-len Sie mehrere Rezepte, die ich für den Vorrat eignen, wie :um Beispiel der mittägliche Gemüse-Fleisch-Brei. Frieren ie die Gemüsemischung am besten getrennt vom Fleisch in. So können Sie zwischen leisch, Leber und Eigelb vari-eren. Sehr platzsparend ist es, las Gemüse in Gefrierbeuteln inzuschweißen und bei Be-arf im heißen Wasserbad ufzutauen. Das Fleischmus in iswürfelschalen einfrieren, die efrorenen Würfel dann ent-ehmen und in einer Tiefkühl-ox aufbewahren. Es lohnt ich auch, Kräuter einzufrieren, m den Brei damit zu würzen. Nach dem Auftauen sollte der orratsbrei aber in jedem Fall

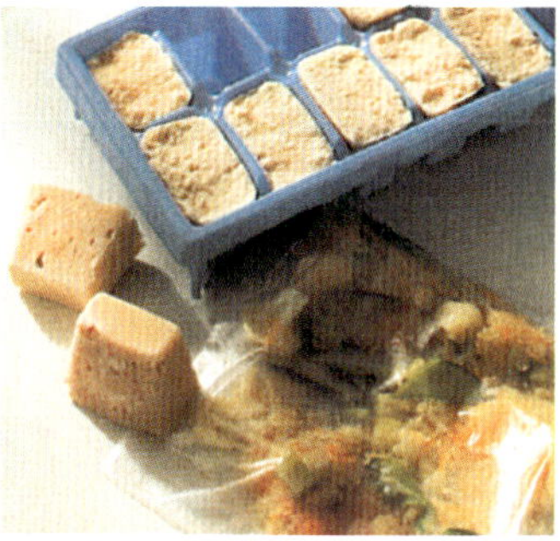

Für den Vorrat: Fleischmus in Eiswürfelschalen und Gemüse in Gefrierbeuteln einfrieren.

einmal aufgekocht werden. Dafür eignet sich das Mikro-wellengerät besonders gut. Weiterer Vorteil: Sie können Sonderangebote nutzen und die Produkte frisch verarbeiten.

Kombi-Küche

Gegen Ende des 1. Lebens-jahres können Sie das Baby-menü in Ihren Speiseplan ein-beziehen. Die Rezepte die mit der Angabe. »Aus Groß mach Klein« gekennzeichnet sind, eignen sich für die ganze Familie.
Die Babyportion können Sie einfach abzweigen und dann sinnvoll ergänzen. So brau-chen Sie nicht mehr doppelt zu kochen, sondern können das Baby in die Familienkost ein-beziehen. Es kann jetzt bereits in seinem Babystuhl sitzen und an den gemeinsamen Mahlzei-ten teilnehmen. Da wird es über kurz oder lang das ver-langen, was auch Sie auf dem Teller haben.

Wertvolle Lebensmittel

Einfache Grundnahrungsmittel der Saison sind das, was Ihr Kind braucht. Beim Einkauf von Obst und Gemüse sollten Sie einige Dinge beachten. Die Handelsklasse sagt viel über die Größe und Lagerfä-higkeit eines Apfels aus, aber wenig über seine »inneren« Werte. Holen Sie sich Frisches aus dem eigenen Garten, vom Bauern oder Wochenmarkt, wenn möglich aus biologi-schem Anbau. Bevorzugen Sie regionale Sorten. Aromatische, reife Produkte sind in der Regel auch reich an Vitaminen und Mineralstoffen.
Getreideprodukte werden im Reformhaus speziell kontrolliert und sind in großer Auswahl vor-handen. Aber wer sucht, findet auch im Supermarkt Vollkorn-Haferflocken und Vollkorngrieß. Sicher ist: Je mehr ein Nah-rungsmittel bearbeitet ist, desto weniger natürliche Inhaltsstoffe hat es – und desto teurer müs-sen diese Lebensmittel sein.

Richtig essen will gelernt sein

Im Laufe des 1. Jahres prägt sich das Ernährungsverhalten. Dieser Lernprozeß beginnt be-reits in den ersten Lebensminu-ten: Das Baby beginnt, geleitet von seinem angeborenen Re-flex, zu saugen. Sie, die Mutter, legen es an, geben ihm Anlei-tung und Gelegenheit zu lernen. Und so wird es bleiben: Die natürlichen Anlagen sind da, doch sie müssen von Ihnen gefördert und ausgebildet werden. Wenn diese Kommunikation nich funktioniert, kann es leicht zu Störungen im Ernährungsverhalten und auch in der allgemeinen Psyche kommen. Denn in den ersten Monaten hat Nahrungsaufnahme sehr viel mit dem Entstehen der Mutter-Kind-Bindung, mit Zärtlichkeit und Wärme zu tun. Sie befriedigen ja nicht nur den Hunger des Kindes, sondern erfüllen gleichzeitig seinen Wunsch nach Nähe und Berührung. Und wenn alles richtig läuft, baut sich zwischen Ihnen und Ihrem Kind eine positive Beziehung auf: Sie empfinden, daß Sie Ihrem Kind guttun, und Ihr Kind wiederum fühlt sich durch Ihre Zuwendung geborgen. Ganz so ideal und störungsfrei läuft es natürlich nicht immer ab. Doch Geduld und Einfühlungsvermögen tragen sicher Früchte. Diese emotionale Beziehung ist jedoch nur eine Seite der Nahrungsaufnahme. Die Kehrseite ist schlicht und einfach pure Technik, Regeln, Gewohnheit und Benimm. Lassen Sie Ihr Baby, sobald es alleine sitzen kann, mit am Familientisch sitzen (Seite 18). Und zwar an seinem Stammplatz mit seinen Untensilien. Ein wenig – oder auch mehr – »Schmierage« müssen Sie schon in Kauf nehmen, bis Ihr Kind Routine hat. Doch lassen Sie es nicht mutwillig mit dem Essen spielen. Sobald die Krümel durch die Luft fliegen, sollten Sie massiv werden. Das stört keinen gesunden Eßinstinkt – im Gegenteil. Ein bestimmter Eßrhythmus gehört ebenfalls zu einer gesunden Ernährung. Er schränkt das Kind nicht ein, sondern gibt ihm Geborgenheit und Bestätigung, läßt die Mahlzeit zu einer Institution werden. Je bewußter Sie diese Dinge jetzt schon angehen, desto leichter werden Sie es mit Ihrem Kind später haben.

Wie lange stillen?

Ausschließlich, also voll, stillen sollten Sie 4 bis höchstens 6 Monate. Die Milch reicht dann nicht mehr aus. Entwicklungsmäßig ist es wichtig, daß das Kind auch löffeln lernt. Die wachsenden Zähne in der Kauleiste brauchen Gegendruck. Schließlich sollte sich der ausschließliche Bezug zur Mutter langsam lockern.
Morgens und abends können Sie natürlich weiterstillen – bis Ihr Kind gegen Ende des 1. Jahres aus dem Becher trinken kann. Allerdings ist es dann schwieriger zu entwöhnen.

- Jahrelanges Stillen ist nicht schädlich – wenn die Milch nicht zu hoch belastet ist (Seite 22). Doch Ihr Kind löst sich immer schwerer, und Sie selbst werden körperlich ziemlich ausgelaugt. Doch wenn es Ihnen und Ihrem Kind guttut, lassen Sie sich ruhig Zeit.
- Besondere physische und psychische Vorteile bringt das Stillen jenseits des 1. Lebensjahres allerdings nicht.

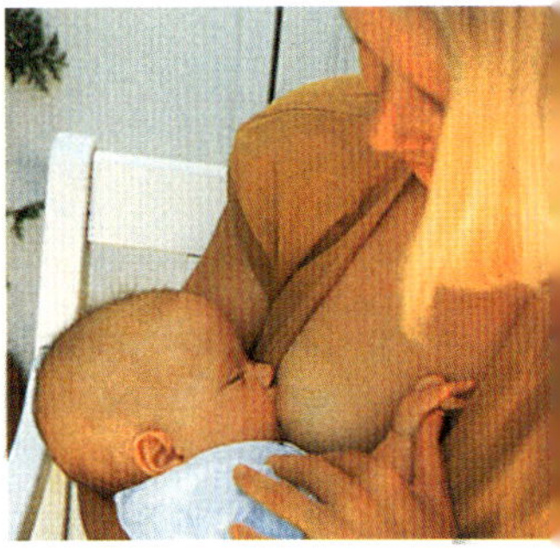

Muttermilch bietet einfach alles, was Ihr Baby an Nährstoffen braucht.

Brust ja – Flasche nein!

Sie müssen oder möchten langsam eine Brustmahlzeit durch die Flasche ersetzen. Ihr Kind, bisher ein begeisterter Esser, verweigert strikt jede Nahrung aus der Flasche und hungert lieber bis zur nächsten Mahlzeit. Greifen Sie dann zu dem einen oder anderen Trick:

- Übertragen Sie die Aufgabe, das Baby an die Flasche zu gewöhnen, an einen Dritten. Denn Ihre Nähe läßt das Kind auf der gewohnten Quelle bestehen, und Ihre Nerven sind einer sanften Entwöhnung jetzt kaum gewachsen.
- Benutzen Sie den Sauger mit der Milch und drücken Sie ihn leicht, wenn er im Mund des Babys ist.
- Vielleicht schmeckt es dem Baby nicht. Starten Sie einen Versuch mit abgepumpter Muttermilch. Und stellen Sie erst um, wenn Ihr Kind die Flasche akzeptiert.
- Stimmen die Lochgröße des Saugers und die Temperatur der Milch (Tip Seite 29)?

· Mit 6 Monaten können Sie uch versuchen, Ihrem Baby lüssigkeit mit einem Löffel einuflößen. Eine Dauerlösung ist as aber nicht, denn Babys vollen und sollen saugen.
Wer die Milchmahlzeiten is zum 1. Geburtstag stillt, ann auf Flaschen verzichten. ı diesem Alter kann das Kind ann schon aus der Tasse inken.

Venn der Appetit achts am größten ist...

–4 Monate sollten Sie Ihrem ind die Nachtmahlzeit gönen. Doch wenn Ihr Baby gut unimmt, kann es mit spätestens –5 Monaten nachts durchaus hne Essen auskommen.
Oft hilft es schon, ungesüßen Tee zu geben, wenn es chreit. Bleiben Sie im Hinterrund und überlassen Sie Ihrem Aann die Aufgabe.
Versuchen Sie es einmal mit em Schnuller.
Ersetzen Sie die Abendmilch urch einen Milchbrei, den Sie uch mit der Flasche füttern önnen (Seite 36/37).
Sorgen Sie dafür, daß Ihr ind tagsüber alle seine Mahleiten bekommt, wecken Sie e notfalls dazu.
Legen Sie dem Baby nachts ine (nicht zu heiße) Wärmasche ins Bett – es schläft ann besser.
Baden Sie das Baby abends das macht müde. Lassen Sie en Tag ruhig ausklingen – lso nicht beim Fernsehen illen!

Das »Drama« mit dem Löffel

Von Ende des 4. Monats sollten Sie es mit dem Löffel erst gar nicht versuchen. Denn Ihr Kind verfügt lediglich über einen Saugreflex – die Schluck-Kau-Bewegung bring es noch nicht zustande. Ein Löffel löst dann nur Ablehnung aus – und das unter Umständen langfristig. Wenn Sie Ihr Kind mit selbstgekochter Milchnahrung versorgen, müssen Sie ja bereits mit 6 Wochen Saft zufüttern. Geben Sie ihn mit in die Milch- oder Teeflasche. Wenn diese Mischung Ihrem Baby noch nicht schmeckt, können Sie den Saft auch in eine Einweg-Spritze füllen (ohne Nadel natürlich) und portionsweise vom Mundwinkel her in die Mundhöhle träufeln. Die Milchflasche immer gleich hinterherschieben, damit der Saft auch drin bleibt. Gleiches gilt auch für Medikamente. Die D-Fluorette sollten Sie, wenn Sie stillen, in etwas warmem Wasser oder ausgedrückter Muttermilch lösen und dann füttern.
Mit 5–6 Monaten steht dann allerdings der Löffel auf dem Programm.

- Der Löffel sollte gerade, sehr schmal und flach sein. So kann das Kind zunächst den Brei auch lutschen – das erleichtert den Übergang vom Saugen.
- Fangen Sie mit 1–2 Löffeln während einer Flaschenmahlzeit an: Ein richtig gieriges Mäulchen wird sich erst mit dem Löffel anfreunden, wenn der schlimmste Hunger gestillt ist. Ganz satt sollte Ihr Baby allerdings auch nicht sein, denn dann fehlt die Motivation.
- Ungewohnt ist für das Kind nicht nur des Geschmack, sondern auch die Kosistenz. Lehnt es Karotten- oder Bananenmus ab, dann versuchen Sie es mit Saft (Karotten- oder Apfelsaft). Grundsätzlich sollten die ersten Löffelspeisen immer leicht süßlich sein – wie die Muttermilch.
- Geduld und Ruhe sind bei den ersten Löffelübungen wichtig – auch wenn manches daneben geht. Geben Sie aber nicht zu schnell auf. Denn die Weiterentwicklung auf diesem Gebiet zieht ganz bestimmt andere nach sich.

An die ersten Löffelübungen muß sich Ihr Baby erst gewöhnen.

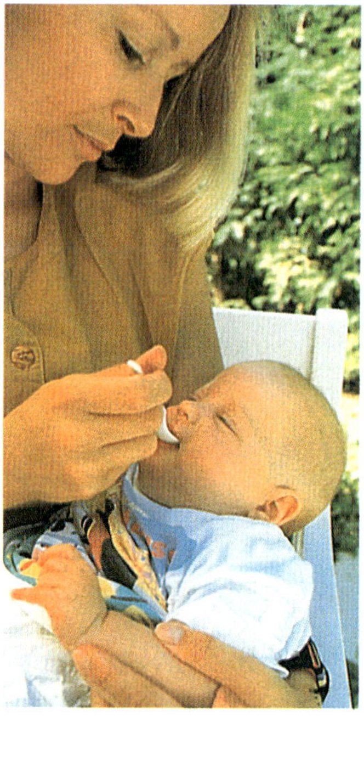

Kleine Esser und ihre Eigenheiten

Kaum eine Mutter bleibt davon verschont: Bereits die ganz Kleinen entwickeln am Eßtisch Eigenheiten, die Sie an den Rand der Verzweiflung bringen. Sie möchten Ihr Kind gesund ernähren und bei Tisch selbständig werden lassen. Das Kind aber spielt oft nicht mit, Machtkämpfe enden in einer Sackgasse. Ich möchte Ihnen helfen, in kritischen Situationen das Richtige zu tun.

Das Kind ißt nichts!

Trinkfaule Säuglinge gibt es nicht oft, aber es kommt vor.

- Dehnen Sie die Mahlzeiten auf 30 Minuten aus, lassen Sie das Kind öfter trinken. Denn wenn es gut zunimmt, kann es auch kräftiger saugen. Keinesfalls das Baby hungern lassen – sonst wird es zu schwach zum Trinken!

Meistens entwickelt sich eine Eßfaulheit erst, wenn Ihr heranwachsendes Kind kauen muß.

- Kochen Sie etwas besonders Appetitanregendes, decken Sie den Tisch und nehmen Sie sich Zeit fürs Füttern. Auch kleine Finten wie Flugzeug imitieren (mit dem Löffel), Fingerspiele (»wie das Fähnlein«) und Abzählreime lassen den Brei rutschen.
- Daß Süßes, Brötchen oder Saft vor dem Essen oder zwischendurch den Appetit verderben, ist klar. Eine Apfelspalte zum Knabbern ist dagegen sinnvoll.
- Essen Sie so bald wie möglich gemeinsam mit dem Kind – ein Vorbild überzeugt immer.
- Manche Kinder wollen unbedingt noch gefüttert werden. Tun Sie ihm ab und zu den Gefallen. Irgendwann wird es schon alleine essen.
- Andere sehen gerade den Reiz in der Selbständigkeit. Freuen Sie sich über den Eßeifer und gestalten Sie den Eßplatz so, daß kleine Ferkeleien kein Malheur sind.
- Warmhalteteller, in die heißes Wasser gefüllt wird, sind gerade für langsame Esser wichtig – denn wer mag schon kalten Brei?
- Eine entspannte, fröhliche A mosphäre, bestimmte Riten wi fester Platz, ein Tischgebet un eigenes Geschirr sind ganz wichtig. Lassen Sie bitte den Eßtisch nicht zum Kampfplatz werden und tragen Sie keine Konflikte über dem Teller aus.
- Solange die Kost Ihres Kindes ausgewogen ist und es normal zunimmt, brauchen Si sich überhaupt keine Sorgen zu machen! Sie können siche sein, daß es bekommt, was e braucht. Zarte, ruhige Kinder brauchen weniger als stämmi ge Wildfänge. Lassen Sie sic von anderen nicht verrückt machen.

Das kann ich jetzt schon! Zwischendurch eine Apfelspalte knabbern ist überhaupt kein Problem für mich.

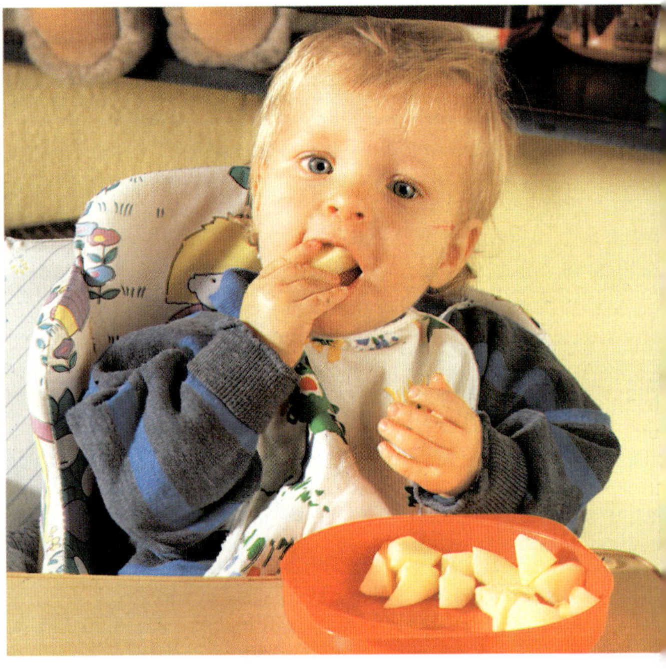

ickes Kind – was tun?

Venn Sie voll stillen, ist das in en Augen der Wissenschaft chlechthin unmöglich: Ein ge- illtes Kind wird nie zu dick. ein Sättigungsgefühl steht mit er idealen Menge Mutter- ilch im Einklang. Doch wenn ie schon Beikost oder Milch- ahrung geben, kommt eine berfütterung schon einmal or. Überprüfen Sie im Unter- ichungsheft das Gewicht – ist s viel zu hoch, sollten Sie Ihr aby etwas bremsen.

Ihr Baby muß weiterhin sei- e volle Ration Milch und Brei ekommen – aber nicht mehr. enn zu viel Milch (Ende des . Lebensjahres nicht über 1/2 l) ann dazu führen, daß der ndliche Körper zu viel Was- er einlagert; zu viel Brei liefert nen Überschuß an Kalorien.

Verzichten Sie völlig auf uchtsäfte. Geben Sie Ihrem ind statt dessen Tee ohne ucker, wenn es durstig ist.

Streichen Sie alle Extras vom wieback bis zum Keks.

Schreiben Sie auf, was Ihr nd an einem Tag alles ißt – d vergleichen Sie das mit en Empfehlungen (Seite und 9).

Vielleicht mißverstehen Sie as Schreien Ihres Kindes als usdruck von Hunger oder urst, während es Schmerzen at oder einfach nur Gesell- chaft haben möchte. Versuchen ie, es mit kleinen Spielen bzulenken und zu beruhigen.

Sollte Ihr Kind unersättlich ein und bei normaler Ernäh- ng vor Hunger lauthals brül- n, sprechen Sie mit Ihrem Kinderarzt: Er kann Ihnen ein Quellmittel geben, das den Magen füllt und das Sie der Milch zugeben, bis das Gewicht des Kindes normal ist.

- Außerdem: nur keine Panik! Die Theorie, dickes Baby = dicker Erwachsener, hat sich nicht bestätigt!

Vegetarisches – ja oder nein?

Streng vegetarische Ernährung verzichtet auf alle tierischen Nahrungsmittel, also auf Fleisch, Fisch, Milchprodukte und Eier. Als Milchersatz dient Milch aus Sojabohnen, Mandeln oder Frischkorn.

- In den ersten Monaten überfordert diese Ernährung das kindliche Verdauungssystem.
- Es kommt zum Mangel an bestimmten Aminosäuren, die nur in tierischem Eiweiß vorkommen, an Calcium, Vitamin D, B2 und B12.
- Industriell erzeugte Sojamilchnahrung entspricht in ihrer Zusammensetzung der Muttermilch und versorgt das Baby bestens.
- Wird nur auf Fleisch und Eigelb verzichtet, ist die Versorgung des Kindes mit Eisen unzureichend. Ob dadurch bleibende Schäden entstehen, ist aber bis heute nicht bekannt.

Vollwertkost?

Naturbelassenheit ist in der Vollwertkost wichtig. Die Hälfte der Kalorien sollte dabei in ungegarter Form genossen werden. Vollwertkost für den Säugling ist natürlich die Muttermilch. Können Sie nicht stillen, lassen sich diese Forderungen für den Säugling in den ersten Monaten nicht anwenden.

- Rohes Getreide, Rohmilch, und Rohkost von derbem Gemüse kann der empfindliche Magen in den ersten 10 Monaten noch nicht vertragen.
- Obstsäfte, Gemüsesäfte, Vorzugsmilch, einmal aufgekochte Vollkornflocken, weiches Obst und Gemüse kann Ihr Kind schon nach dem 4. Monat essen. Honig und kaltgepreßte Öle erst nach dem 8. Monat.
- Beobachten Sie nach jeder Umstellung Ihr Kind genau: Bekommt es Bauchweh oder Verdauungsprobleme, kehren Sie zunächst zur Anfangsnahrung zurück. Nach etwa 1 Woche können Sie dann noch einmal versuchen, eine Mahlzeit täglich umzustellen.

Mangel durch einseitige Vorlieben?

Die einseitige Vorliebe für Milch ist in den ersten 6 Monaten für Mutter und Kind geradezu ideal. Doch dann beginnt die Qual der Wahl. Unter dem Strich gleichen sich wechselnde »Faibles« laut Untersuchungen ziemlich aus. Doch gibt es Kinder, die mit 2, 3 Jahren kein Gemüse und Obst essen, sondern nur Saft, Pommes und Süßes. Wenn Sie im 1. Lebensjahr schon ein Auge für diese Entwicklung haben, können Sie sich später viele Sorgen ersparen.

• Sie sollten keinen Machtkampf um bestimmte Ablehnungen ausfechten, andererseits aber auch nicht nur dem Kind nachgeben. Bieten Sie ihm immer wieder Varianten mit Obst und Gemüse an. Mit schönen Farben können Sie Ihr Baby locken.

• Obst und Gemüse sind besonders reich an wasserlöslichen Vitaminen und Mineralstoffen. Gleichzeitig liefern sie Ballaststoffe und sorgen dafür, daß die Kost nicht zu konzentriert, das heißt kalorienreich wird. Sie können sich gegenseitig notfalls ersetzen: Mit 150–200 g Obst oder Gemüse pro Tag lassen sich Mangelzustände ausschließen. Gewöhnen Sie das Baby an Gemüsebrei, indem Sie ihn mit etwas Bananenmus abschmecken.

• Kartoffeln sind durch nichts zu ersetzen! Mindestens dreimal pro Woche sollten sie auf dem Speisezettel stehen.

• Milch ist ebenfalls unersetzlich. In den altersbezogenen Kapiteln können Sie sich über den Bedarf informieren! Gegen Ende des 1. Lebensjahres lehnen manche Kinder Milch ab. Versuchen Sie es dann mit Joghurt oder Kefir – achten Sie aber darauf, daß dieser Ersatz nicht zu viel Zucker und 3,5% Fett enthält!

Süße Mitbringsel...

...sind der Schrecken jeder gesundheitsbewußten Mutter. Sie verderben die Eßsitten und bringen die Kleinen skrupellos auf den Geschmack. Da hilft nur eines: einkassieren. Sie müssen nicht aus falscher Rücksichtnahme gute Miene zum bösen Spiel machen. Sagen Sie einfach, das Kind sei noch zu klein für diese Naschereien.

Ursachen fürs Wundsein

Bevor Sie die Nahrung in Betracht ziehen, sollten Sie prüfen, ob parfümierte Fertigwindeln, Waschmittelrückstände in Stoffwindeln, Seifen oder Cremes die Ursache sind.

• Wenn Sie stillen, können Bestandteile Ihrer Nahrung in die Milch übergehen und über den Stuhl die Haut reizen. Verzichten Sie erst einmal auf säurehaltiges Obst und Gemüse.

• Bevorzugen Sie Gegartes Gemüse, Kompott oder mildes Obst wie Apfel, Birne, Melone. Wenn sich diese Umstellung nicht spätestens nach 1 Woche positiv auswirkt, müssen Sie weiter testen. Lassen Sie alles weg, worauf Sie selber leicht empfindlich reagieren. Stark reizend wirken oft Nüsse, Schokolade, Säfte, bestimmte Konservierungs- und Stabilisierungsstoffe in Fertigprodukten.

• Wenn Ihr Baby die Flasche bekommt, kann die Babynahrung die Ursache sein. Fertignahrung ist in der Regel reizarm. Selbstgekochte Milch sollten Sie zunächst nur mit reiner Speisestärke, reinem Milchzucker (Lactose), reinem Keimöl (nicht kaltgepreßt) zubereiten – alles andere enthält zuviel Reizstoffe.

• Säfte können auch wund machen. Stellen Sie probeweise einmal Saft aus milden Äpfeln (Delicious) her. Drücken Sie Trauben durch ein Sieb. Oder entsaften Sie im Schnellkochtopf (Rezept Seite 11).

Speikind = Gedeihkind?

So etwas gibt es tatsächlich. Wenn Ihr Kind bei jeder Mahlzeit spuckt, aber dabei gut zunimmt und insgesamt einen zufriedenen Eindruck macht, besteht kein Grund zur Sorge. Doch oft hat Erbrechen einen ernsteren Hintergrund. Wenn es häufiger auftritt, wenn das Kind nicht mehr zunimmt, dann muß es vom Kinderarzt behandelt werden.

• Sollte es sich um eine Infektion handeln, wird meist auch der Stuhl krankhaft verändert sein. In diesem Fall verfahren Sie am besten wie bei Durchfall: weiterstillen, Heilnahrung oder Teepause.

• Vielleicht trinkt Ihr hungriges Baby so hastig, daß es dabei zu viel Luft schluckt. Und dann mit der Luft auch die Milch wieder von sich gibt. Lassen Sie Ihr Baby häufiger Bäuerchen machen, geben Sie sich Mühe, entspannt und ruhig zu sein. Versuchen Sie, mehrere kleine Mahlzeiten zu geben. Eventuell kann der Kinderarzt ein Mittel verschreiben, das das Aufschäumen der Milch im Magen bremst.

• Spucken kann auch äußeres Anzeichen einer allergischen Reaktion sein. Bei Muttermilch kann dies nicht passieren. Aber enn Sie Milchnahrung füttern, ollten Sie für einige Zeit auf ypoallergene Babymilchnahrung (Seite 27) umstellen und e Wirkung beobachten. Bei äuglingen, die Brei bekomen, sind Rückschlüsse auf llergien durch Beobachtung nd Ausprobieren möglich.

Es gibt tatsächlich auch Kiner, die aus Langeweile spuken. Versuchen Sie es einmal it einer kleinen Spielstunde.

arter Stuhl – was nun?

olange Sie Ihr Kind voll stiln, gibt es keine Probleme: uttermilchstuhl ist stets sehr eich. Nach Einführung der eikost oder bei Ernährung mit ünstlicher Milchnahrung kann es zur Verstopfung kommen. Oft beginnt dann ein Teufelskreis: Der harte Stuhl tut dem Kind weh, deshalb hält es ihn zurück, dadurch wird er noch härter. Das kann dann helfen:

- Cremen Sie den Po dick mit Vaseline ein und drücken Sie auch etwas davon in den Darmausgang.
- Bereiten Sie Milchnahrung oder -brei mit 2–3 Teelöffeln Malzextrakt oder Milchzucker statt Zucker zu.
- Wenn Ihr Kind schon Beikost erhält, streichen Sie geriebenen Apfel und Banane vom Speiseplan. Geben Sie statt dessen 1 eingeweichte, pürierte Trockenpflaume mit frischen Erdbeeren. Abführend wirkt auch ein Kompott von Aprikosen, Apfel oder Rhabarber.
- Verwenden Sie Vollkornflokken, -zwieback udn -brot, sie enthalten mehr Ballaststoffe.
- Sorgen Sie gleichzeitig dafür, daß Ihr Kind genug trinkt.
- Geben Sie Ihrem Kind nicht mehr Milch als laut Ernährungsplan vorgesehen (Seite 5), sondern eher Wasser oder Tee.
- Rühren Sie den Nachmittagsbrei mit Joghurt an.
- Bei andauernder Verstopfung sollten Sie zum Kinderarzt gehen – sonst kann daraus eine lebenslange Last werden.

Wenn das Baby Bauchweh hat

...leiden Sie mit. Das »unfertige« Verdauungssystem und die noch fehlende Bewegung führen oft zu quälenden Blähungen.

- Wenn Sie stillen, sollten Sie selbst alle blähenden, reizenden Speisen meiden.
- Manchmal hilft ein Fencheltee mit Carminativum-Tropfen, eine zarte Bauchmassage mit Fenchelöl oder den Bauch mit gewärmten Tüchern (Fön oder Heizung) einzuhüllen.
- Wiegen und Schaukeln lösen tatsächlich Blähungen und helfen Ihrem Kind.

Tragen als »Flieger«: In Bauchlage auf dem Arm hilft auch.

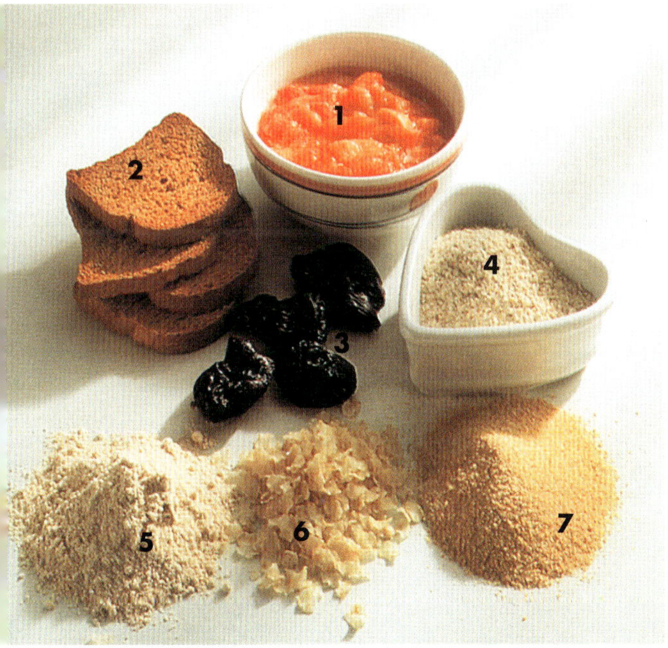

Das kann bei Verstopfung helfen: **1** *Rhabarberkompott;* **2** *Vollkornzwieback;* **3** *Trockenpflaumen;* **4** *Vollkornmehl;* **5** *Vollkorn-Weizengrieß;* **6** *Reisflocken;* **7** *7 Korn Vollkornnahrung.*

• Ein Wechsel der Babymilch kann ebenfalls Ursache für Bauchkrämpfe sein. Bleiben Sie bei der Marke, die Ihr Kind in der Klinik bekommen hat, und wechseln Sie in den ersten 6 Monaten nicht.

• Bauchschmerzen können auch Zeichen einer allergischen Reaktion sein. Wenn Sie stillen, ist das relativ unwahrscheinlich (es sei denn, Sie essen Lebensmittel, die bei Ihnen allergische Reaktionen auslösen). Sonst auf hypoallergene Babymilch umsteigen.

• Die gefürchteten 3-Monats-Koliken können auch psychische Ursachen haben: Vielleicht entziehen Sie sich Ihrem Kind aus Überforderung oder Unsicherheit, oder es empfindet Spannungen in seiner Umwelt. Schuldgefühle machen in diesem Fall alles noch schlimmer. Bitten Sie lieber eine Freundin, mit Ihrem Baby einmal am Tag auszufahren, und entspannen Sie sich in der Zwischenzeit. Dann können Sie sich auch wieder auf Ihr Kind freuen.

• Vergessen Sie nicht: Ihr Kind schreit nie, um Sie zu ärgern – es hat stets eine Ursache dafür.

Rückstände in Muttermilch

Chemische Schadstoffe (DDT, Lindan, HCB, Heptachlor, Dioxin, Aldrin, PCP und PCB), die vor allem über den Pflanzenschutz in unsere Umwelt gelangen, haben sich im Fettgewebe angereichert – wir können sie nicht abbauen. Sie gelangen jedoch in die Muttermilch – vor allem, wenn die Mutter nach der Entbindung stark abnimmt. Und so ist heute die ideale Babynahrung bereits belastet, und die Schadstoffe reichern sich ihrerseits im Körper des Babys an. Bis zum 4. Monat hält sich diese Belastung noch so in Grenzen, daß der Nutzen des Stillens bei weitem überwiegt.

• Wenn Sie nach dem 4. Monat weiterstillen wollen, sollten Sie Ihre Milch bei den zuständigen Untersuchungsämtern analysieren lassen und dann in Rücksprache mit dem Kinderarzt über das weitere Stillen entscheiden. In manchen Bundesländern sind diese Analysen kostenlos. Leider müssen Sie meistens 6–8 Wochen auf das Ergebnis warten.

• Besonders hoch belastet waren laut Untersuchungen Frauen, die viel Fleisch und Wurstwaren aßen, in denen sich die Substanzen auch anreichern; die an ihren Wohnorten einer ständigen chemischen Belastung ausgesetzt waren (Müllverbrennung); die am Arbeitsplatz mit Giften in Berührung kamen (Lackfabriken, Feldarbeit, blei- oder zinkverarbeitende Betriebe).

Trifft einer dieser Punkte auf Sie zu, sollten Sie die Milchuntersuchung auf den 3. Stillmonat vorziehen.

Nitrat

Nitrat ist eine Verbindung, die sowohl im Trinkwasser als auch im Gemüse vorkommt. Bei der Zubereitung oder im Körper wird es teilweise von Bakterien zu Nitrit umgewandelt. Und dieser Stoff verändert die roten Blutkörperchen so, daß diese keinen Sauersto mehr aufnehmen und transportieren können. Bei einem Säugling bis zu 3 Monaten geschieht dies doppelt so rasch wie bei einem Erwachsenen. Sein Schutzsystem funktioniert noch nicht, und der Babymagen bildet so wenig Säure, daß er die nitriterzeugenden Bakterien nicht abtöten kann. Es kommt zur Blausucht, einer Unterversorgung mit Sauerstoff. Je kleiner der Säugling, desto anfälliger – m 1 Jahr liegt bei durchschnittlicher Nitratkonzentration keine Gefahr mehr vor.

• Wenn Sie nicht stillen, sollten Sie sich über den Nitratgehalt des Trinkwassers in Ihrem Bezirk beim Wasserwerk erkundigen: Bei Werten unter 20 mg pro Liter können Sie e unbedenklich verwenden. Dann aber das in der Leitung stehende Wasser erst ablaufe lassen und das frisch entnommene direkt vor der Zubereitung der Milch 3 Minuten abkochen. Ansonsten wählen Si Mineralwasser, das den Vermerk »für Säuglingsernährung geeignet« trägt, das heißt höchstens 10 mg Nitrat, 20 g Natrium und 1,5 mg Fluorid enthält. Behalten Sie dies für das 1. Lebensjahr be Nitrathaltiges Gemüse steht erst mit frühestens 4 Monaten auf dem Speiseplan, vorher wäre es tatsächlich nicht ange bracht. Bereiten Sie die Babymilch aus Frischmilch zu, müsen Sie aber bereits ab der .–6. Woche etwas Karottenaft zufüttern. Verwenden Sie diesem Fall nur Produkte der dustrie – diese sind in bezug uf den Nitratgehalt streng ontrolliert.

Mehr als 75 mg Nitrat pro logramm Produkt sind bis um 3. Monat nicht zuträglich. anach wird ein Grenzwert on 250 mg empfohlen. Sie önnen nun das Gemüse frisch ubereiten.

Da Nitrat bei längerem Steen und Warmhalten verstärkt u Nitrit (siehe Seite 22) abebaut wird, soll Gemüse nur sch zubereitet werden.

Zusatzstoffe

Babykost enthält keine Konservierungsstoffe. Auf dem Gläschen werden alle Inhaltsstoffe aufgelistet – Sie können durchaus Produkte wählen, die völlig frei von Zusätzen sind. Und nicht alle Stoffe, mit denen nicht diätetische Lebensmittel konserviert oder stabilisiert werden, sind schädlich. Die Vitamine C, E und Beta-Karotin zählen dazu.

- Besorgen Sie sich am besten bei der Verbraucherberatung die Zutatenliste, um die E-Nummern entziffern zu können,
- Zusatzstoffe können – wie alle Lebensmittel – gerade im 1. Lebensjahr Allergien auslösen. Deshalb sollten Sie Ihr Kind in dieser Zeit soweit wei möglich mit zusatzstofffreien Lebensmitteln ernähren, um die Reizeinwirkung der Nahrung gering zu halten.

emüse vom Bauern eß' ich besonders gern. Frisch zubereitet schmeckt's mir n besten, auch wenn es mit dem selber Löffeln noch nicht so klappt.

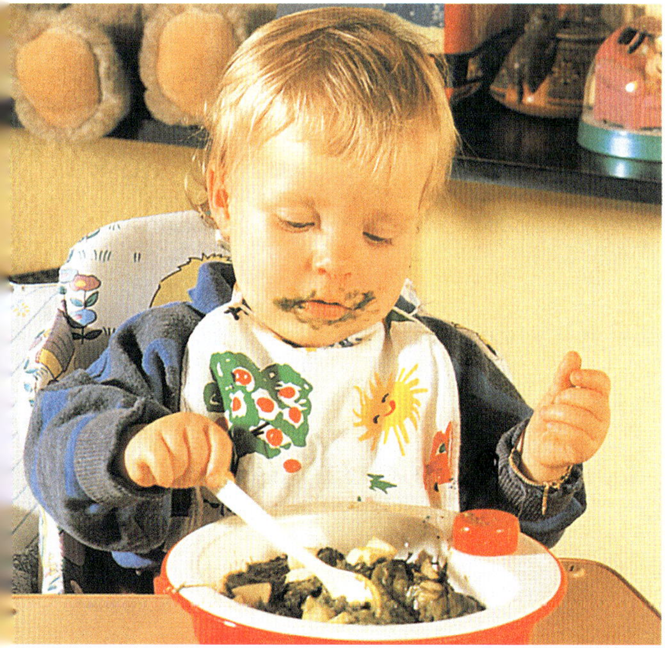

Was tun bei radioaktiver Verseuchung?

Um es ganz hart zu sagen: Wenn es uns trifft, können wir ihr nicht entgehen. Im akuten Fall gilt alles, was auf Seite 14 zur Reduzierung der Schadstoffe mit küchentechnischen Mitteln gesagt wurde. Wenn die strahlenden Teilchen erst einmal in den Boden eingedrungen sind, hilft das aber nicht mehr viel.

- Über die Nahrungskette sind vor allem Fisch und Fleisch stark belastet. Versuchen Sie, den Speiseplan in Richtung Gemüse, Getreide und Milchprodukte auszubauen.
- Unser Körper verfügt über Reparaturmechanismen: Durch Strahlen geschädigte Zellen können so wieder regeneriert werden. Je vollwertiger und gesünder unsere Nahrung ist, desto besser funktioniert dieses System. Mit diesem Buch möchte ich Ihnen eine gesunde und angemessene Küche für Ihr Baby vorstellen. Das ist immer noch die beste Vorbeugung gegen Umweltschäden.

Unverträglichkeit und Allergie

Während der ersten 6 Lebensmonate kann artfremdes Eiweiß – also jedes eiweißhaltige Lebensmittel außer Muttermilch – eine Überempfindlichkeit auslösen. Der Grund: Die Darmschleimhaut ist noch viel durchlässiger als beim Erwachsenen, und so geraten auch große Eiweißteilchen in die Blutbahn. Dort kommt es zu einer Abwehrreaktion gegen die fremden Bausteine. Sie kann sich durch Ausschläge, Erbrechen, Bauchkrämpfe, Durchfall, Bronchitis oder Asthma bemerkbar machen. Einmal sensibilisiert, kann der Körper eine Überempfindlichkeit gegenüber dem entsprechenden Stoff behalten. Die Allergie verliert sich oft nach einiger Zeit. Während dieser Periode muß das »Allergen«, der Stoff der die Reaktionen auslöst, gemieden werden.

Wenn Sie oder Ihr Partner Allergiker sind, wenn Sie schon ein »allergisches« Kind haben, sollten Sie sich die folgenden Ratschläge zu Herzen nehmen – Sie können damit den Ausbruch einer Allergie verhindern oder verzögern.

- Ein Säugling sollte mindestens 4, besser noch 6 Monate nicht mit artfremdem Eiweß gefüttert werden. Das heißt. Stillen Sie so lange wie möglich ausschließlich voll. Besonders in den ersten Lebenstagen sollte Ihr Kind nur Ihre Milch bekommen. Allenfalls Tee mit Traubenzucker darf in den ersten Lebenstagen eventuelle Versorgungslücken schließen.
- Untersuchungen zeigten: Je später ein Baby mit Beikost gefüttert wird, desto seltener reagiert es allergisch. 6 Monate sind hier die obere Grenze: Von dem Zeitpunkt an ist Beikost vernünftig und wichtig.
- Die Gefahr einer allergischen Reaktion steigt mit der Bandbreite der verschiedenen Nahrungsmittel. Sie sollten Ihr Kind also eher abwechslungsarm ernähren. Bevorzugen Sie »klassische« Obst- und Gemüsesorten wie Kartoffeln, Karotten, Äpfel und Bananen. Halten Sie sich anfangs an Reisflocken, später dann an Haferflocken. Bleiben Sie bei einer Sorte Zwieback. Erst ab dem 9. Monat sollten Sie das Programm erweitern.
- Besondere Vorsicht ist bei eiweißhaltigen Lebensmitteln geboten: Nüsse, Eiweiß, Kuhmilch, alle Milchprodukte, Schokolade, Fisch und Sojaeiweiß, aber auch Tomaten und Zitronensaft.
- Wenn Sie nicht ausreichend Milch haben, füttern Sie Ihrem Kind am besten hypoallergene Milchnahrung zu (Seite 27).

Durchfall ist gefährlich

Ein Durchfall – bei Stillkindern an der grünen Färbung, beim Flaschenkind an der wässrigen Konsistenz des Stuhls zu erkennen – und Erbrechen können schnell zu gefährlichen Flüssigkeitsverlusten führen. In diesem Fall sofort den Arzt konsultieren!

- Bei starkem Durchfall muß der Flüssigkeitsverlust schnell ausgeglichen werden: Geben Sie Ihrem Baby gesüßten Tee (dünnen schwarzen mit 15-20 g Zucker pro l), besser noch »Oral-Pädon« aus der Apotheke zu trinken. Stillkinder zwischendurch stillen, Flaschenkinder zunächst ausschließlich mit Tee füttern. Nach und nach die gewohnte, aber mit doppelt soviel Wasser verdünnte Säuglingsmilchnahrung geben. Stabilisiert sich der Zustand, die Milch weniger verdünnen. Von spezieller Heilnahrung raten die Ärzte ab.

Doch wenn Ihr Kind im übrigen munter ist, kein Fieber hat und nicht erbricht, helfen oft schon einfache Hausmittel:

- Geben Sie Ihrem Kind als Obst fein zerdrückte Banane oder geriebenen Apfel.
- Geben Sie statt Fencheltee dünnen schwarzen Tee.
- Vermeiden Sie vorübergehend Fett in der Nahrung, bereiten Sie die Breie mit Wasser statt mit Milch zu. Oft hilft auch ein wenig Buttermilch im Brei.

Fieber nimmt den Appetit

Wenn Kinder krank sind, bekommen sie meist sehr schnell hohes Fieber. Und sind dadurch recht apathisch und müde. Sie sind dann dem Zustand entsprechend trinkfaul.

- Machen Sie sich keine Sorgen, wenn Ihr krankes Kind ein oder zwei Tage wenig ißt: Sein Körper muß sich mit der Krankheit auseinandersetzen, dabei belastet zu viel Nahrung.
- Wichtig ist eine ausreichen-

e Flüssigkeitszufuhr, denn ebernde Babys haben einen oßen Flüssigkeitsbedarf. Geen Sie deshalb dem kleinen anken stündlich etwas hwarzen Tee (1/2 Teelöffel e und 1 Eßlöffel Traubenzucer auf 1/2 l Wasser).
Beim älteren Baby sollten e den Eiweißgehalt der Nahng niedrig halten: Ersetzen e die Milch teilweise durch uchtsäfte oder Traubenzuckere, geben Sie ihm dünnen bst- und Gemüsebrei.
Wenn das Baby sehr matt , sollten Sie ihm auch den ei so dünn machen, daß er rchs Fläschchen geht. Sie können auch für Tee und Milch ausnahmsweise Sauger mit größerer Lochung benutzen.

• Ein fieberndes Kind gehört natürlich immer in ärztliche Behandlung.

Zöliakie

ist eine – teilweise erblich bedingte – Überempfindlichkeit gegen das Eiweiß Gluten. Es ist vor allem in Getreide (Weizen, Roggen, Hafer, Gerste) enthalten und kann deshalb bereits sehr früh auf dem Speisezettel Ihres Babys auftauchen. Hat ein Kind Zöliakie, wird seine Darmschleimhaut durch den Kontakt mit Gluten geschädigt, die Verdauung funktioniert nicht mehr: Es magert ab, hat dabei aber einen riesigen Bauch, seine Stühle sind voluminös, übelriechend, weißlich-fettig.
Diese Symptome verschwinden völlig, wenn das Kind glutenfrei ernährt wird.

• Ernähren Sie Ihr Kind in jedem Fall bis zum 6. Monat glutenfrei. Denn bis zu diesem Alter ist Zöliakie noch sehr gefährlich. Das heißt: Weizen, Gerste, Hafer und Roggen sind vom Speiseplan gestrichen. Statt dessen können Sie Babymilch und -brei mit Reisflocken, Mais, Hirse, Speisestärke und glutenfreien Mehlmischungen zubereiten. Ich habe meine Rezepte entsprechend gekennzeichnet.

• Nach dem 6. Monat sollten Sie probeweise Weizen in den Speiseplan einführen, denn in diesem Alter ist Zöliakie noch leichter zu diagnostizieren – bei älteren Kindern fällt das schwerer.

• Sollte die Erkrankung wirklich auftreten, müssen Sie Ihr Kind glutenfrei ernähren – vielleicht nicht lebenslang, aber sicher einige Jahre. Am besten, Sie lassen sich in diesem Fall im Reformhaus über das Angebot geeigneter Lebensmittel (vor allem Brot) informieren.

• Stillen Sie solange wie möglich voll: Untersuchungen ergaben ein Zurückgehen der Zöliakie durch vermehrtes und längeres Stillen der Mütter.

nfache Hausmittel helfen bei Durchfall: ***1*** *geriebener Apfel;* ***2*** *etwas ttermilch zum Brei;* ***3*** *zerdrückte Banane;* ***4*** *Heilnahrung;* ***5*** *dünner hwarzer Tee;* ***6*** *Oralpädon aus der Apotheke*

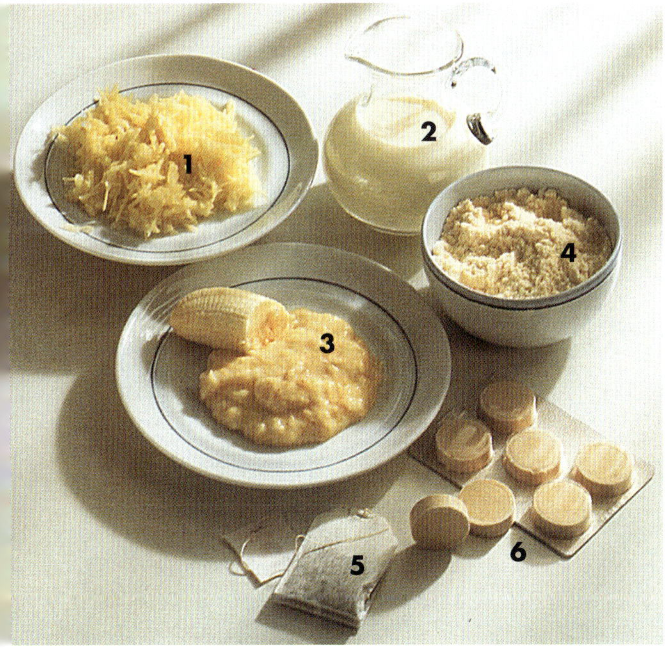

Muttermilch – einfach ideal

Es kann nicht oft genug wiederholt werden: Die Muttermilch ist auf den Säugling abgestimmt und unterscheidet sich in einigen entscheidenden Punkten von der Kuhmilch:

- Ihr Gehalt an Mineralstoffen ist niedriger und entspricht damit dem Leistungsvermögen der kindlichen Nieren. Zu viele Mineralstoffe bringen gesundheitliche Nachteile: Das überschüssige Calcium führt beispielsweise zu harten Stühlen bei nicht gestillten Kindern.
- Sie enthält mehr Vitamin A und C. Diese Vitamine müssen bei Kuhmilchnahrung zugesetzt werden.
- Sie enthält mehr ungesättigte Fettsäuren, die Bestandteil der Gewebshormone sind.
- Ihr Eiweiß ist für den Säugling leichter verdaulich.
- Sie enthält Mehrfachzucker, die für eine gärungsfreundliche Darmflora sorgen. Dadurch bleibt der Stuhl weich, und die Darmtätigkeit wird angeregt.
- Bestimmte Verdauungsenzyme sind schon vorhanden und werden im Körper aktiviert.
- Der Eisengehalt in Muttermilch ist höher und wird besser ausgenützt.

Die Zusammensetzung der Milch ist nicht von Anfang an gleichbleibend: In den ersten 4–6 Tagen bildet sich die Vormilch (Kolostrum). Sie ist eine besondere »Kraftnahrung« für das Neugeborene:

- Sie enthält Antikörper, die noch durch Magen und Darm direkt in die Blutbahn des Babys gelangen und seine Abwehrkräfte stärken.
- Sie hat einen niedrigeren Fettgehalt, das erleichtert die Verdauung.
- Sie hat einen höheren Eiweiß- und Mineralstoffgehalt, damit das Neugeborene auch bei geringer Trinkmenge mit den lebensnotwendigen Nährstoffen versorgt wird.

Die Mengen, die das Baby in den ersten Tagen trinkt, sind minimal: 10–20 ml pro Mahlzeit, also ungefähr 2–3 Eßlöffel Milch. Und doch sind diese kleinen Mengen entscheidend für einen guten Start. Ein regelmäßiges Anlegen gerade in den ersten Tagen verhindert bei Ihnen einen Milchstau und bringt die Milchbildung in Gang.
In den nächsten 2–3 Wochen verändert sich die Milch, bis sie dann die endgültige Zusammensetzung hat.

Die tägliche Trinkmenge Ihres Babys steigt schnell:

Alter	Trinkmenge ml/Tag
1. Woche	200 bis 300
2. Woche	450 bis 600
3. Woche	500 bis 650
4. Woche	550 bis 700
5. Woche	550 bis 750
6.–8. Woche	700 bis 850
3.–4. Monat	750 bis 900
5. Monat	700 bis 850
6. Monat	500 bis 600

Die Milchmenge sinkt in dem Moment, in dem Ihr Baby Beikost bekommt, also im Laufe des 5. Monats. Wenn Sie erst nach dem 6. Monat zufüttern, bleibt die Milchmenge auf dem gleichen hohen Stand wie Ende des 4. Monats. Nach dem 6. Monat reicht Milch allein nicht mehr aus, um das Baby optimal zu versorgen.
Wiegen Sie in den ersten 2 Wochen Ihr Kind täglich, später wöchentlich, um die Gewichtszunahme zu kontrollieren. Sie können sie mit der Kurve im Untersuchungsheft vergleichen. Solange keine großen Abweichungen vorkommen, ist alles in Ordnung. Grob gerechnet sollte Ihr Kind im 1. Halbjahr 200 g pro Woche zunehmen.

Welche Milchnahrung ist richtig?

Die Größe des Angebots an Milchnahrung ist verwirrend. Grundsätzlich sind drei Typen zu unterscheiden:

- Die Pre-Säuglingsanfangsnahrung, die in ihrer Zusammensetzung der Muttermilch so weit wie möglich angeglichen ist. Dies ist die richtige Nahrung vom 1. Lebenstag an. Sie kann während des ganzen 1. Lebensjahrs gefüttert werden – und zwar wie beim Stillen nach Bedarf: Ihr Baby wird davon nicht dick. Viele Mütter meinen nach einigen Wochen, diese Milch wäre zu dünn und stellen auf die nächste Milchnahrungsstufe um. Das ist unnötig. Hier sind einige Handelsmarken der Pre-Säuglingsanfangsnahrung: Aponti Pre, Pre Hipp 1, Lactana A, Multival 1, Pre-

letemil, Pre-Aptamil 1.
1-Säuglingsanfangsnahrung
nthält einen Anteil Stärke, ist
so der Muttermilch nicht voll
ngepaßt (adaptiert). Sie kann
benfalls von Anfang an gege-
en werden. Hier einige
andelsmarken:
letemil, Aponti 1, Aptamil 1,
eba 1, Hipp 1, Humana
auernahrung, Humana Baby-
, Ki-Na-Flaschennahrung,
lanasan, Milasan teiladap-
ert, Lactana B, Milumil 1.
Folgemilch sollte nicht vor
nde des 4., besser noch des
. Lebensmonats gefüttert wer-
en, da sie für kleinere Säug-
nge zu konzentriert ist. Wenn
e erst nach dem 6. Monat
ostillen, ist sie die Alternative
ı Vollmilch oder selbstge-
ochter Babymilch. Wer be-
its Anfangsnahrung gibt, muß
cht auf Folgemilch umstellen,
ondern bleibt bei der vertrau-
n Nahrung: Aletemil plus,
ponti 2, Aptamil 2, Beba 2,
ipp 2, Humana-Folgemilch,
ilumil 2, Milumil 2 kristall-
ıckerfrei, Lactana C.
Antigenreduzierte Milch-
ahrung ist im 1. Lebensjahr
e einzige Alternative zu
uttermilch bei erhöhtem
lergierisiko (Seite 24). Be-
its in den ersten Lebens-
ochen können folgende
ahrungen gegeben werden:
eba H.A. 1, Aletemil H.A.,
ptamil hyp, Humana HA,
egestimil, Nutramigen,
egomin.
er ist die Gefahr einer
nverträglichkeit am gering-
en. Beba H.A.2 ist eine
poallergene Folgemilch-
ahrung.

Wenn die Milch knapp wird

Im Krankenhaus beginnt das Stillen meist erfolgreich – zu Hause gibt es dann die ersten Probleme. Die zweite Hürde ist die 6. Woche, in der der Appetit des Säuglings nochmals kräftig steigt. Was Sie ernährungsmäßig in dieser Zeit für sich und das Baby tun können, ist in dem Buch »Wertvolle Ernährung in der Stillzeit« aus dieser Reihe aufgeführt. Darüber hinaus ist es wichtig, daß Sie sich entspannt und ruhig Ihrem Kind widmen können. Überlassen Sie Ihren Haushalt soweit wie möglich anderen. Wenn Sie das Gefühl haben, Ihre Milch reicht nicht, dürfen Sie nicht sofort eine Milchnahrung zufüttern, denn dann wird es automatisch noch weniger. Ihre »Produktion« stellt sich nämlich auf die Nachfrage ein: Je mehr das Baby trinkt, desto mehr Milch wird gebildet.

- Legen Sie das Baby nacheinander an beide Brüste an.
- Legen Sie es so oft an, wie es Hunger hat – am besten, Sie nehmen es gleich mit zu sich ins Bett.
- Seien Sie überzeugt: Das ständige Anlegen hilft. Nur keine negativen Gedanken!
- Besorgen Sie sich schon vor der Geburt ein Stillbuch, nehmen Sie Kontakt mit einer Stillgruppe auf.

Bäuern – ein unbedingtes Muß nach dem Füttern. Mitgeschluckte Luft muß einfach wieder raus.

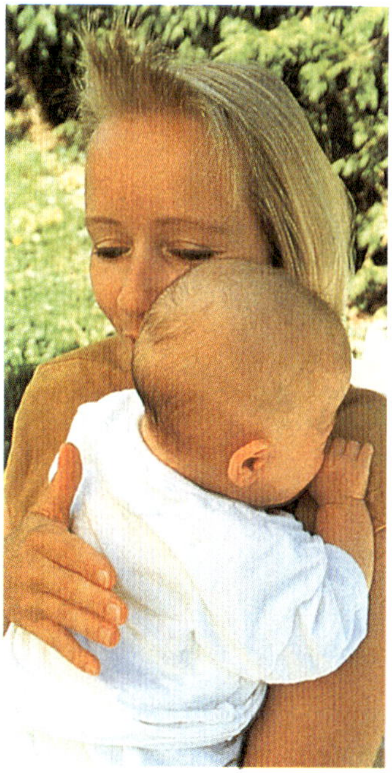

Bäuerchen

Das Baby verschluckt beim Trinken immer eine ganze Menge Luft. Die muß natürlich abgelassen werden, sonst spuckt es womöglich nach dem Stillen oder bekommt Blähungen.

- Legen Sie das Kind mit dem Gesicht an Ihre linke oder rechte Schulter (ein Spucktuch sollten Sie unterlegen) und klopfen Sie leicht auf seinen Rücken. Sie können auch ein wenig im Zimmer umhergehen.
- Lassen Sie Ihr Kind auch während der Mahlzeit einmal kurz »bäuern«. Am besten, wenn Sie die Brust wechseln.

Fester Rhythmus oder Füttern nach Wunsch

Früher waren feste »Fütterzeiten« die Regel. Heute lehnen die Kinderärzte diese Methode ab. Es kann nicht gut sein, das Baby zum Trinken aus dem Schlaf zu reißen oder sich hungrig schreien zu lassen. Das Baby benötigt zumeist 4–6 Wochen, um einen eigenen Rhythmus zu finden, um Tag und Nacht unterscheiden zu können. Gerade das Stillen ermöglicht ein flexibles Eingehen auf seinen Hunger. Sie werden durch Ihre Zuwendung und Beachtung Ihrem Baby viel näher kommen und es besser kennenlernen, als wenn Sie sich an feste Pläne klammern. Ihr Kind wiederum kann seine Instinkte Hunger – Durst – Sättigung entfalten und ausbilden. Das kann durchaus langfristige Folgen für sein späteres Ernährungsverhalten haben. Natürlich bedeutet nicht jedes Geschrei Hunger. Doch das werden Sie bald unterscheiden lernen. Versuchen Sie nicht, Ihr Kind zu schnell auf 4 Mahlzeiten zu setzen. Denn dann besteht die Gefahr, daß es ernährungsmäßig zu kurz kommt.

Säuglingsmilch selber kochen

Reine Kuhmilch verträgt der Säugling noch nicht. Sie können eine adaptierte Milch aber aus verdünnter Kuhmilch mit Stärke, Zucker und Öl selber herstellen. Dies hat einige Nachteile:

- Die Dosierung in so kleinen Mengen ist im Haushalt nicht einfach.
- Die Milch muß homogenisiert, das heißt, mit einem elektrischen Handrührgerät geschlagen werden, um das Fett in der Milch fein zu verteilen.
- Die Zutaten müssen frisch und hygienisch einwandfrei sein, ebenso die Geräte.
- Diese Milch enthält zu wenig Vitamine. Deshalb müssen ab der 6. Woche Karottensaft (Vitamin A), ab dem 2. Monat Orangensaft (Vitamin C) löffelweise zugefüttert werden. Nach und nach dürfen Sie die Saftmenge bis zu 6–8 Teelöffel pro Tag steigern, bis Ihr Kind Brei bekommt.
- Für Kinder aus Allergikerfamilien erhöht sowohl die Kuhmilch als auch das frühe Zufüttern die Gefahr einer frühen Sensibilisierung.

Wenn Ihre Familie jedoch von Allergien unbelastet ist und Sie die Mühe auf sich nehmen wollen, jedes Fläschchen frisch zuzubereiten, sollten Sie sich an mein Rezept auf der nächsten Seite halten. Um sich die Arbeit zu erleichtern, können Sie einmal die exakten Mengen am besten mit einer Briefwaage abwiegen und abmessen, wie vielen Löffeln das entspricht. Dann können Sie in Zukunft Flocken, Zucker und Öl mit diesem »geeichten« Löffel dosieren.

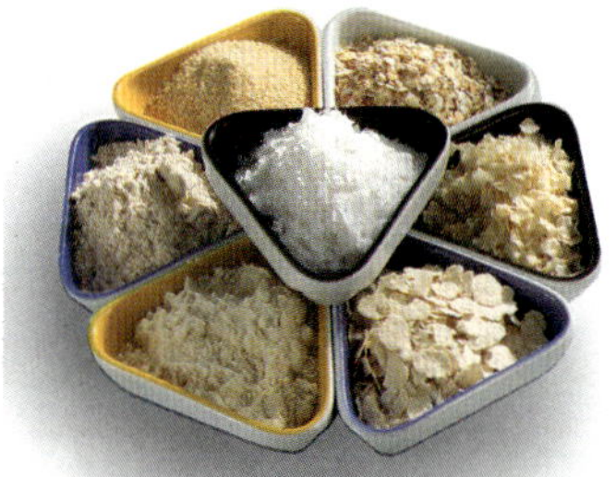

Welche Flocken, welcher Zucker, welche Milch?

Melasse, Honig, Rohmilch vom Bauern, selbstgemahlenes, rohes Vollkorn sind vor dem 10. Monat für den Säugling gefährlich: Sie enthalten zu viele Nähr-, Aroma- und Ballaststoffe, evtl. auch Keime, die das unfertige Verdauungssystem überfordern. Nehmen Sie deshalb nur pasteurisierte Vollmilch mit 3,5% Fett. Benutzen Sie keine angebrochenen Tüten vom Vortag! Verwenden Sie ausschließlich glutenfreie Getreideprodukte, also Speisestärke (beispielsweise Mondamin oder Gustin) oder Reisflocken, beispielsweise Vollkorn-Reisschleim, Reisbrei oder Semalin Reisschleim. Süßen Sie nur mit Milchzucker. Verzichten Sie auf kaltgepreßte Öle, die Verunreinigungen (Peroxyde) enthalten und zu dünnen Stühlen führen können. Bevorzugen Sie statt dessen gutes Sonnenblumen- oder Maiskeimöl, das auch geschmacklich am neutralsten ist. Mit welchem Wasser Sie die Nahrung zubereiten können, ist auf Seite 36 näher erläutert.

›ie erste ;elbstgekochte Milch

›is 6. Monat)

utaten für 1 Portion:
00 ml Wasser
g Voll-Reisschleim (für Babys)
der Speisestärke
00 ml pasteurisierte, frische
ollmilch (3,5% Fett)
g Milchzucker
g Keimöl

lutenfrei

wa: 580 kJ/140 kcal
g Eiweiß · 7 g Fett
5 g Kohlenhydrate

Zubereitungszeit: etwa 10 Minuten

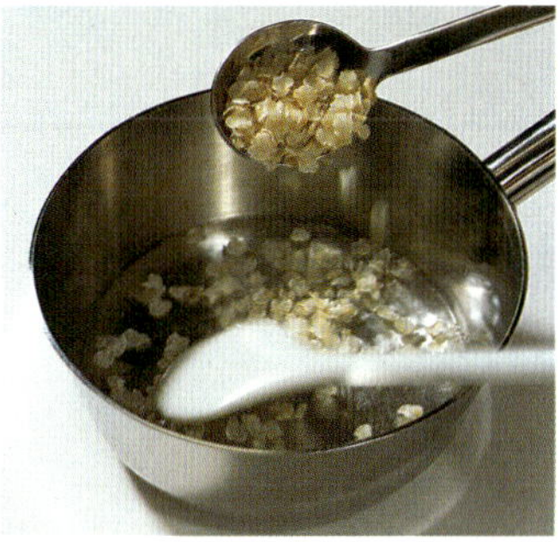

1. Das Wasser in einen kleinen Topf geben. Den Reisschleim oder Speisestärke einrühren und den Topf auf die Kochstelle stellen.

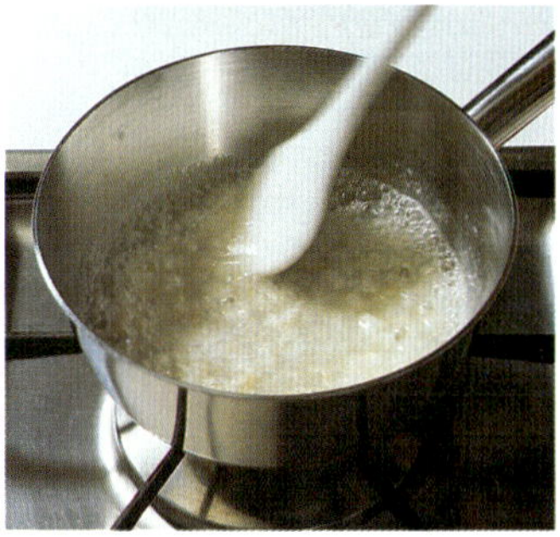

2. Die Stärkelösung bei mittlerer Hitze zum Kochen bringen. Dann 2–3 Minuten kochen lassen.

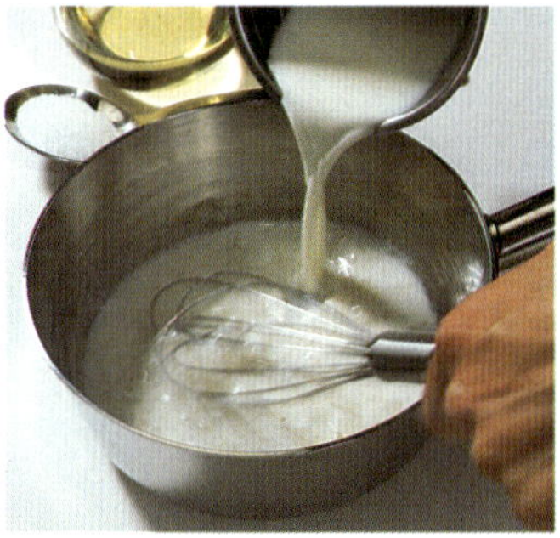

3. Den Topf von der Kochstelle ziehen, mit einem Schneebesen die Milch unterschlagen, den Zucker hinzufügen und alles verrühren.

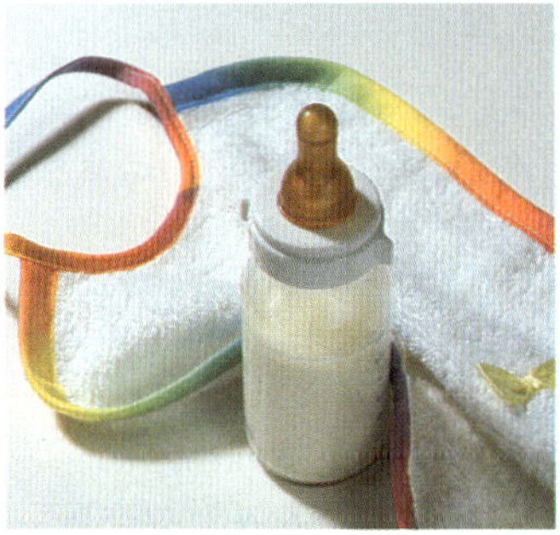

4. Das Öl dazugeben und die Milch mit dem elektrischen Handrührgerät kräftig durchschlagen. Die Milch in die Flasche füllen. Sie hat jetzt die richtige Trinktemperatur.

Tip!

Die heute üblichen Kunststoffflaschen leiten die Hitze schlecht – die Flasche ist kühler als ihr Inhalt. Hier nützt es also nichts, die Temperatur der Flasche am Ellenbogen oder Augenlid zu überprüfen. Spritzen Sie lieber einige Tropfen Milch auf den Handrücken – haben Sie dabei ein Gefühl von angenehmer Wärme, ist die Temperatur richtig. Die Lochung des Saugers ist ideal, wenn bei umgedrehter Flasche etwa 1 Tropfen pro Sekunde herausfällt.

Zeit für Beikost

Bisher brauchte Ihr Kind nichts als Milch. Doch irgendwann zwischen dem 4. und 6. Monat reicht das nicht mehr: Es ist Zeit für die erste »Beikost«. Damit ist alles gemeint, was zusätzlich zur Milch gefüttert wird. Kinderärzte empfehlen den ersten Brei im 4. Monat, um den Eisenbedarf des Kindes zu decken. Wenn Sie stillen, brauchen Sie es damit nicht ganz so genau zu nehmen. Richten Sie sich nach Ihrem Kind: Sein steigender Appetit sollte für Sie Anlaß zur Umstellung sein – das kann auch erst im Laufe des 5. oder 6. Monats sein. Meine Altersangaben bedeuten nicht, daß der entsprechende Brei genau zu dem Zeitpunkt gefüttert werden muß, sondern gefüttert werden kann.
Sollten Sie bisher voll gestillt haben und möchten nun langsam abstillen, brauchen Sie nicht mehr zu fertiger Babymilchnahrung zu greifen – jetzt ist auch die selbstgekochte Milch ideal. Einzige Ausnahme: Kinder aus Allergikerfamilien sollten ausschließlich kuhmilchfreie Milchnahrung oder weiterhin Muttermilch bekommen.
Die Übersicht auf Seite 5 zeigt, in welchem Rhythmus die Breimahlzeiten zugeführt werden: In jedem Monat wird eine Flaschenmahlzeit ersetzt. Beginnen sollten Sie mittags mit dem fleischhaltigen Gemüsebrei – wegen der Eisenversorgung. Im nächsten Monat folgt der abendliche Milchbrei – im Grunde zunächst nichts anderes als eine Flaschenmilch, die höher konzentriert zubereitet wird und die Ihr Baby besser durchschlafen läßt. Zuletzt ersetzt ein milchfreier Getreide-Obst-Brei auch nachmittags die Flasche. Nach diesen 4 Monaten bekommt Ihr Baby nur noch morgens die übliche Milchflasche – alle anderen Mahlzeiten haben sich gewandelt. Das erfordert bei Mutter und Kind eine regelrechte Einarbeitungszeit.

Jetzt verträgt Ihr Kind mehr

Ab dem 4. Monat können Sie die Stärke oder Reisflocken durch Vollkornflocken ersetzen. Damit erhöht sich der Gehalt an wichtigen B-Vitaminen, pflanzlichem Eiweiß und Ballaststoffen in der Milchnahrung. Für die ersten Löffelversuche sollten Sie Karottenpüree und Bananenmus wählen; beides wird bestens vertragen. Solange die Mengen noch klein sind, geben Sie Ihrem Baby Frühkarotten aus dem Gläschen. Der Grund: Hier sind Sie sicher, daß der Nitratgehalt unter den geforderten Grenzwerten liegt, und die extrem kleinen Mengen selber zu kochen wäre unwirtschaftlich. Achten Sie aber darauf, daß kein Zucker enthalten ist, und bewahren Sie das geöffnete Gläschen nicht länger als einen Tag im Kühlschrank auf. Sobald Ihr Sprößling etwa 100 g reinen Karottenbrei ißt, sollten Sie zum selbstgemachten »ersten Gemüsebrei« (Rezept Seite 32) übergehen. Zartes Gemüse wie Kohlrabi, Fenchel, Salat, Spinat verträgt Ihr Kind nun ebenfalls.
Ab dem 6. Monat kommen frische Vollmilch und selbstgemahlenes, gekochtes Vollkorngetreide dazu.
Die Zunahme Ihres Kindes verläuft nach dem 6. Monat langsamer: Nur noch durchschnittlich 100 g pro Woche sollte es zulegen.

Ab dem 4. Monat wird der Appetit Ihres Babys größer. Jetzt kann es Karottenpüree löffeln und die Milch mit Reis- oder Vollkornflocken zu sich nehmen.

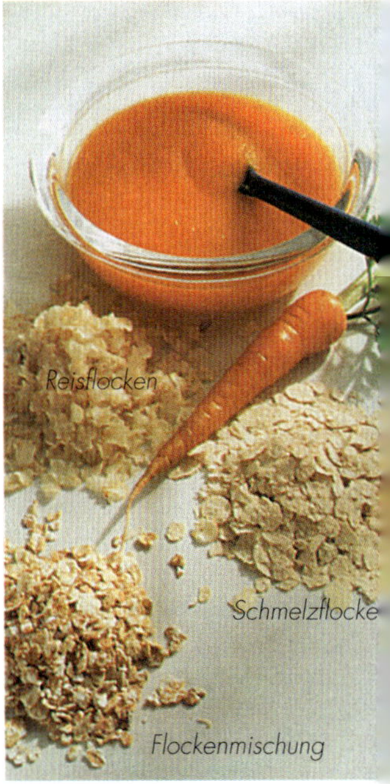

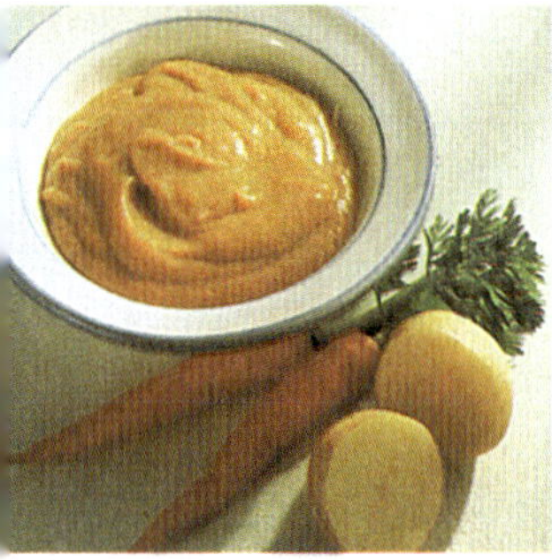

:um Mittagessen: ;emüse
ıb 4. Monat, Grundrezept ›eite 32)

;eben Sie mittags Ihrem Kind ›ährend der Trinkmahlzeit ınächst einen, dann mehrere ›ffel Karottenmus. Nach –2 Wochen steigern Sie die ʌenge auf 100 g Karotten ıd fügen dann 50 g Kartof- ›ln – alles fein püriert – dazu. ›tzt ist der Zeitpunkt erreicht, ›o Sie den Gemüsebrei selber ›chen können. Nach und ıach können Sie auch einmal nen anderen Gemüsebrei ko- ıen. Beispiele finden Sie auf ›n nächsten Seiten. Die Men- › nimmt natürlich allmählich ı – richten Sie sich dabei nach ›m Appetit Ihres Kindes. Vichtig: Sechsmal pro Woche ›llten sie mindestens 20 g ›eisch und einmal ein Eigelb ıter den Brei ziehen. Alle ›wei Wochen darf es statt ›eisch auch einmal Leber sein. ›uf den Seiten 60 und 61 fin- ›n Sie Grundrezepte. ›wärmte Gemüsereste weg- ›erfen oder selber essen, fürs ›aby nicht aufwärmen.

Zum Abendessen: Milchbrei
(ab 5. Monat, Grundrezept, Seite 36)

Im Laufe des 5. Monats bekommt das Baby den zweiten Brei: den Vollmilch-Getreide-Brei. Doch keine Sorge: Sie müssen nicht schon jetzt den Kampf mit dem Löffel aufnehmen. Bis zur Butterbrot-Zeit (ab 10. Monat) können Sie Ihrem Kind diese Mahlzeit mit der Flasche geben. Die meisten Rezepte sind dazu geeignet – wenn Sie einen Breisauger mit breitem Schlitz benutzen. Ich habe in meinen Rezepten an beide Möglichkeiten gedacht. Bei Kuhmilchunverträglichkeit können Sie die Rezepte mit der entsprechenden Menge Wasser kochen und danach die Spezial-Babymilchnahrung in entsprechender Dosierung als Pulver unterschlagen. Fertigbreie zum Anrühren sind wenig empfehlenswert (Seite 5). Noch etwas: Die erfahrene Großmutter wird wahrscheinlich meinen, dieser Brei sei im Kostplan der erste. Das wurde früher nämlich so gehalten. Das Problem der Eisenversorgung hat zur Veränderung der Reihenfolge geführt. Außerdem füttern Mütter ihn oft zu reichlich: Die Kinder nehmen dann zu schnell zu. Doch wenn Ihr Kind nachts immer noch Hunger hat, Sie regelmäßig weckt und Sie davon allzusehr erschöpft sind, können Sie diesen Brei schon ab dem 4. Monat geben. Verdünnen Sie dann die Milch im Verhältnis 2:1 mit Wasser.

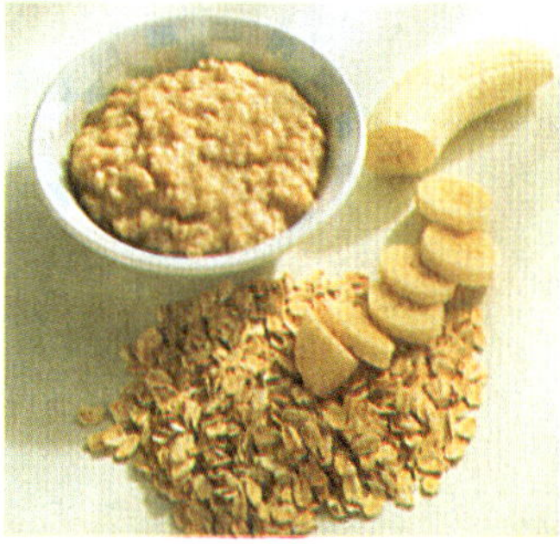

Am Nachmittag: Getreide-Obst-Brei
(Ab 6. Monat, Grundrezept Seite 41)

Im Laufe des 6. Monats können Sie die Nachmittagsmahlzeit durch einen Getreide-Obst-Brei ersetzen. Er sollte mit Wasser zubereitet werden, denn Ihr Baby benötigt im 2. Lebenshalbjahr nur noch etwa 400 ml Vollmilch – die bekommt es bereits morgens und im Abendbrei. Greifen Sie also nicht zu milchhaltigen Instant-Obstbreien. Denn diese enthalten außer der überflüssigen Milch auch noch viel Zucker und verschwindend wenig Obst. Wenn Sie Instant-Flocken benutzen, achten Sie darauf, daß keine weiteren Beimischungen wie Zucker, Obstflocken oder Malzextrakt zugesetzt sind. Reines Obstmus oder Fruchtjoghurt können diesen Brei nicht ersetzen, denn gerade auf die Bestandteile des Getreides kommt es an. Nur Joghurt würde zuviel Eiweiß liefern, Obst allein zu wenig Energie.

Der erste Gemüsebrei

(ab 4. Monat)

Zutaten für 1 Portion:
1 Kartoffel von etwa 50 g
100 g Karotten
30 g mageres gehacktes oder feingeschnittenes Fleisch vom Rind, Lamm, Geflügel oder Schwein
1 Eßl. Butter (10 g)

Glutenfrei • Für mittags

Etwa: 740 kJ/180 kcal
6 g Eiweiß · 9 g Fett
17 g Kohlenhydrate

- Zubereitungszeit: etwa 20 Minuten

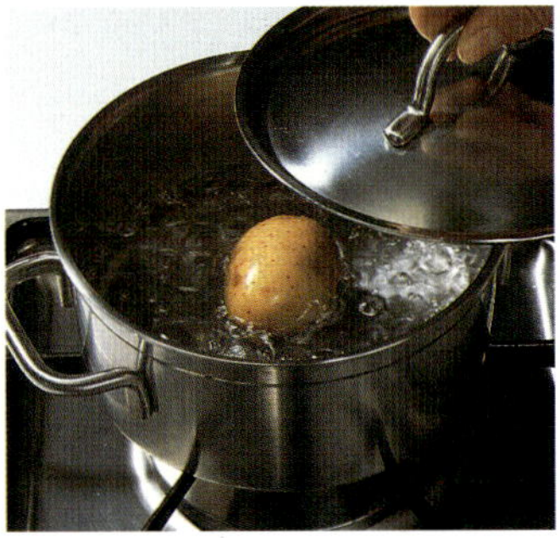

1. Die Kartoffel waschen und ungeschält in einen kleinen Topf legen. Mit wenig Wasse bedeckt zum Kochen bringen, dann die Kartoffel bei schwacher Hitze in 15–20 Minuten garen.
(Mit Mikrowelle: Die Kartoffel schälen und klein würfeln.)

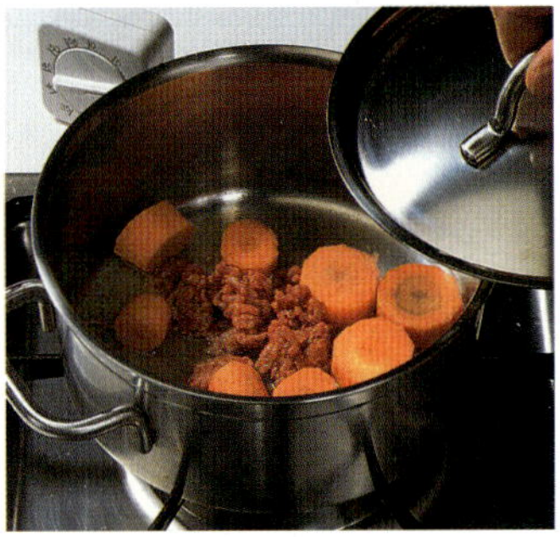

2. Inzwischen die Karotten waschen, putzen, schälen un in etwa 2 cm große Stücke schneiden. Mit 3 Eßlöffeln Wasser und dem Fleisch in einem Topf etwa 15 Minuten dünsten.
(Mit Mikrowelle: Diese Zutate mit der Kartoffel bei 600 Wa 6 Minuten garen.)

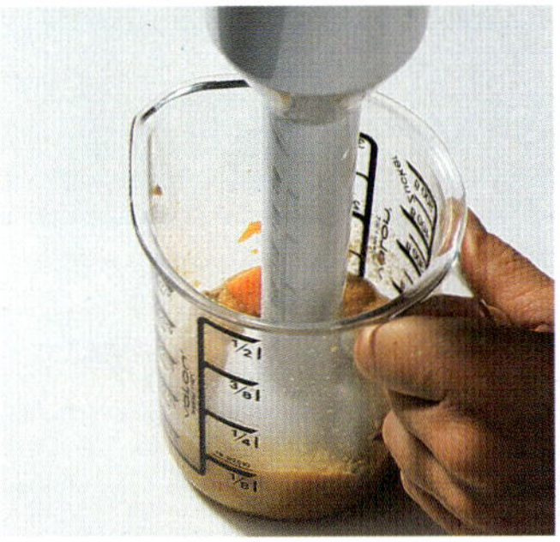

3. Die Karotten und das Fleisch mit einem Pürierstab fein zerkleinern.
(Mit Mikrowelle: Alle Zutaten nach dem Garen etwa 2 Minten ruhen lassen, die Butter d zugeben und alles pürieren.)

Tip!

Schneller geht's, wenn Sie die geschälte Kartoffel kleinschneiden und mit den Karotten pürieren. Der Brei wird dann allerdings nicht so locker. Die Kartoffel nicht allein pürieren – sie wird klebrig und zäh.

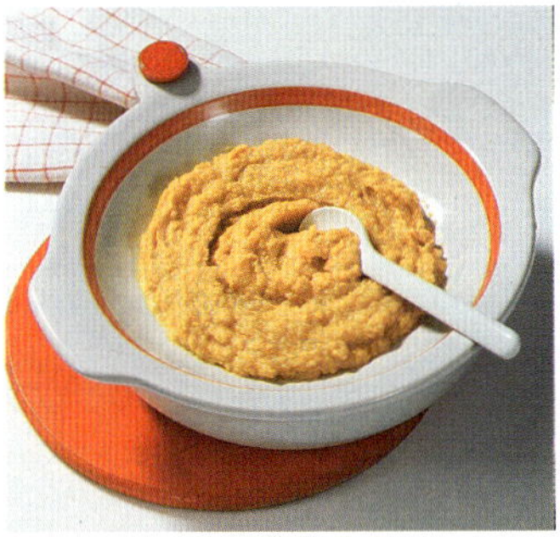

4. Die Kartoffel schälen, mit der Butter in eine kleine Schüsel geben und mit dem Kartofelstampfer oder einer Gabel zu feinem Püree zerdrücken. Das Karottenmus dazugeben und gut verrühren. In einen Warmhalteteller füllen. Wenn nötig, mit etwas abgekochte Wasser verdünnen.

Zartes Fenchel-Gemüse
(ab 4. Monat)

Fenchel und Kümmel beruhigen den Magen und beugen Blähungen vor. Außerdem enthält Fenchel besonders viel Vitamin C und Folsäure. Eine ideale Mahlzeit für kranke Kinder.

Zutaten für 1 Portion:
1 Kartoffel von etwa 50 g
100 g Fenchelknolle
1 Prise Kümmelsamen
1 Eßl. Butter (10 g)

Glutenfrei • Für mittags

Etwa: 670 kJ/160 kcal
4 g Eiweiß · 9 g Fett
17 g Kohlenhydrate.

- Zubereitungszeit: etwa 25 Minuten

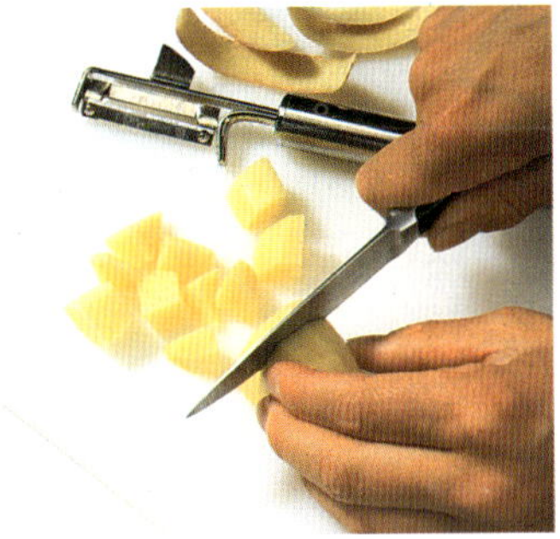

1. Die Kartoffel waschen und mit einem Sparschäler schälen. In etwa 2 cm große Würfel schneiden.

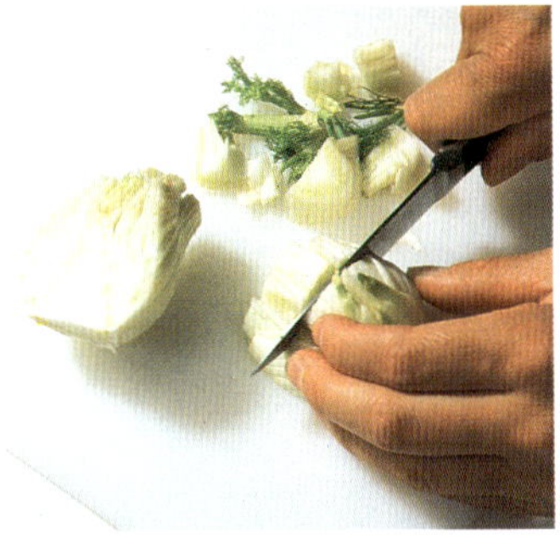

2. Den Fenchel waschen, fleckige, dunkle Stellen entfernen und die Knolle kleinschneiden.

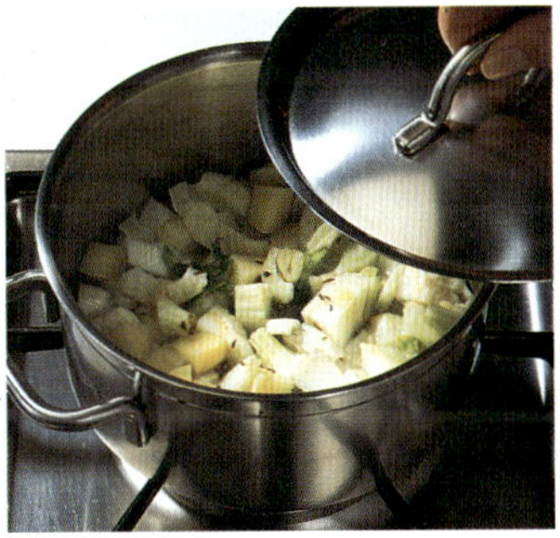

3. Beides mit 2 Eßlöffeln Wasser und dem Kümmel in einem kleinen Topf zum Kochen bringen. Bei schwacher Hitze in etwa 15 Minuten garen. (Mit Mikrowelle: Das Gemüse mit 3 Eßlöffeln Wasser und dem Kümmel bei 600 Watt in 7–8 Minuten garen, dabei einmal umrühren. Etwa 2 Minuten abgedeckt ruhen lassen.)

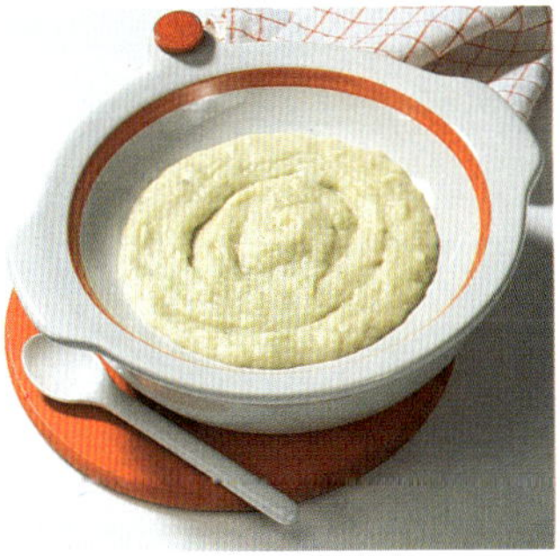

4. Die Kümmelkörner herausfischen. Das Gemüse mit dem Pürierstab fein zermusen und dabei die Butter unterrühren.

Tip!

Dieser Brei sättigt mehr, wenn Sie ihn mit 20 g püriertem, gegartem Fleisch mischen oder zusätzlich 1/2 Eigelb unterrühren und den Brei nochmals kurz aufkochen lassen. Als Krankenkost, zum Beispiel bei Fieber, ist das eiweißarme Original-Rezept günstiger.

Vegetarischer Gemüsebrei

(ab 5. Monat)

Zutaten für 1 Portion:
100 g Karotten · 20 g Hirseflocken
1 kleines Eigelb
2 Eßl. Orangensaft
1 kleiner Apfel
1 Teel. Butter oder Keimöl

Glutenfrei • Für mittags

Etwa: 770 kJ/180 kcal
4 g Eiweiß · 6g Fett
30 g Kohlenhydrate

- Zubereitungszeit: etwa 20 Minuten

1. Die Karotten waschen, schälen und kleinschneiden. In 150 ml Wasser zum Kochen bringen. Bei schwacher Hitze in 15 Minuten garen.
(Mit Mikrowelle: Die Karotte bei 600 Watt in 5–6 Minuten garen.)

2. Die Hirseflocken einstreuen und das Eigelb zugeben. Den Brei unter ständigem Rühren aufkochen lassen und vom Herd nehmen.
(Mit Mikrowelle: Alles verrühren und bei 600 Watt in 2 Minuten aufkochen lassen.)

3. Den Apfel waschen, schälen und kleinschneiden. Mit dem Orangensaft in den Brei geben und mit dem Pürierstab fein zerkleinern.

4. Den Brei in einen Teller füllen, die Butter oder das Öl zugeben und gut verrühren. (Nur 1 Eigelb pro Woche, sonst die Fettmenge auf 1 Eßlöffel Butter oder Öl erhhöhen.)

Tip!

Dieses Mittagsbrei ist zwar kein voller Ersatz für einen fleischhaltigen Brei, aber doch eine günstige Alternative. Denn Vitamin C verbessert die Ausnützung von Eisen, das in der Hirse enthalten ist.

Spinat-Flan mit Milch

(ab 6. Monat)

Zutaten für 1 Portion:
100 g Kartoffeln
50 g frischer oder tiefgefrorener
Blattspinat · 1 Ei
1 Teel. Semmelbrösel · 6 Eßl. Milch
1 Teel. Crème double oder
Crème fraîche
Für die Form: Fett

Für mittags

Etwa: 1230 kJ/290 kcal
14 g Eiweiß · 15 g Fett
24 g Kohlenhydrate

- Zubereitungszeit: etwa 1 Stunde

1. Die Kartoffeln waschen und mit wenig Wasser in etwa 20 Minuten garen.
(Mit Mikrowelle: Die Kartoffeln schälen, würfeln und mit 3 Eßlöffeln Wasser bei 600 Watt 3–4 Minuten garen, 2 Minuten stehenlassen.)

2. Etwas Wasser aufkochen. Den frischen Spinat putzen und ins kochende Wasser geben (den gefrorenen unaufgetaut), wieder aufkochen und etwa 2 Minuten sprudelnd kochen lassen. Den Spinat abtropfen lassen und pürieren.
(Mit Mikrowelle: Den Spinat mit 1 Eßlöffel Wasser bei 600 Watt in 2 Minuten garen etwa 2 Minuten ruhen lassen.)

3. Die Kartoffeln schälen und durch die Kartoffelpresse drükken oder mit dem Kartoffelstampfer zerdrücken. Mit dem Spinat, dem Ei und den Semmelbröseln verrühren.

4. Eine kleine, feuerfeste Form (Inhalt etwa 300 ml) ausfetten und das Gemüsemus einfüllen. Die Form in einen Topf stellen und so viel Wasser in den Topf gießen, daß die Form zu zwei Dritteln im Wasserbad steht. Zugedeckt bei mittlerer Hitze etwa 15 Minuten kochen lassen.
(Mit Mikrowelle: Eine kleine Mikrowellenform (Inhalt etwa 400 ml) ausfetten, das Gemüsemus einfüllen, abdecken und bei 600 Watt in 4 Minuten garen, etwa 4 Minuten stehen lassen.)

5. Die Milch mit der Crème double oder der Crème fraîche erwärmen. Den Spinat-Flan auf einen Teller stürzen und mit der Milch umgießen.

Bild oben: Vegetarischer Gemüsebrei
Bild unten: Spinat-Flan mit Milch

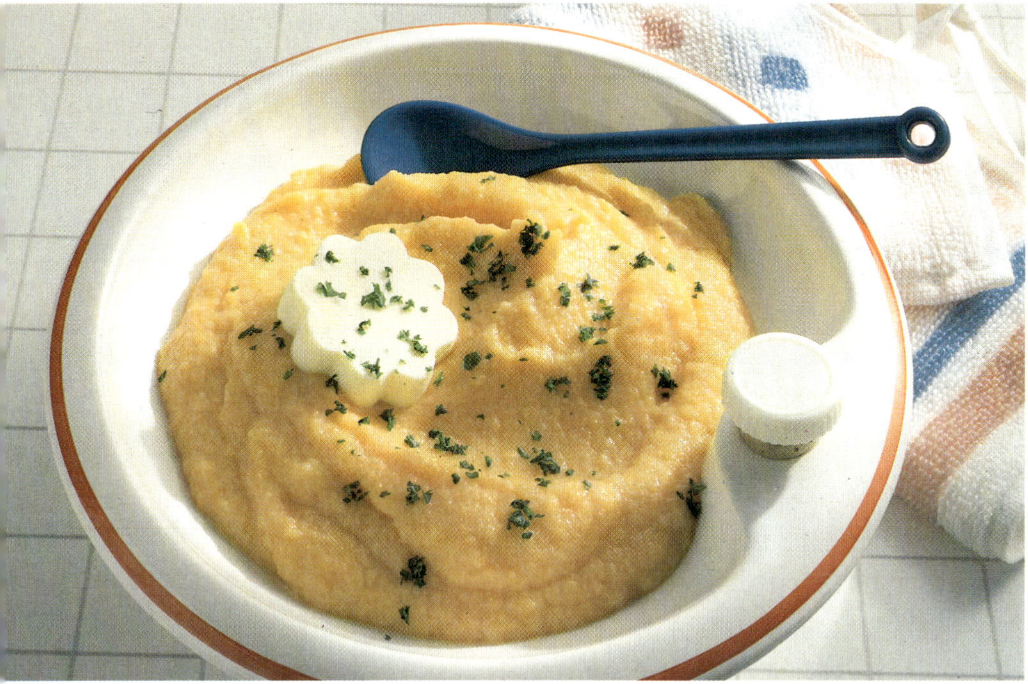

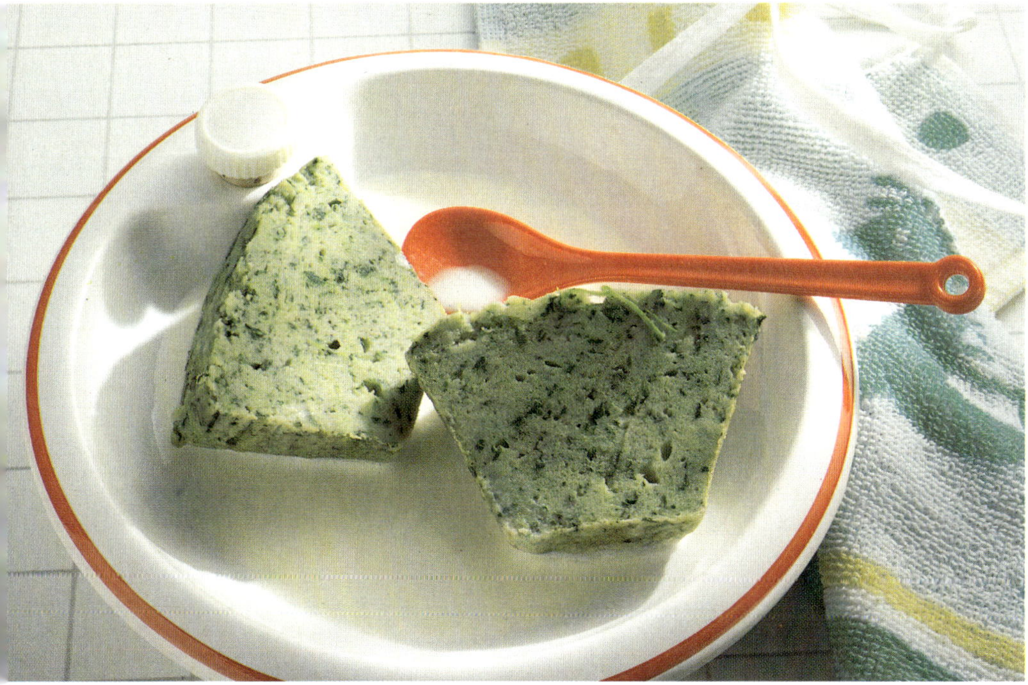

Vollmilchbrei für die Flasche

(ab 5. Monat)

Vor dem 5. Monat brauchen Sie statt 200 ml Vollmilch nur 160 ml Milch mit 70 ml Wasser. Die Flocken erst mit dem Wasser anrühren und dann in die kochende Milch geben. Wenn Sie Hirse-, Mais-, Buchweizen- oder Reisflocken verwenden, ist der Brei glutenfrei.

Zutaten für 1 Portion:
200 ml frische, pasteurisierte Vollmilch
20 g Vollkornflocken
7 g Zucker
3 Teel. frisch gepreßter Orangensaft

Schnell • Für abends

Etwa: 980 kJ/230 kcal
9 g Eiweiß · 8 g Fett
31 g Kohlenhydrate

- Zubereitungszeit: etwa 12 Minuten

Tip!

Dieses Grundrezept können Sie bis zum ersten Butterbrot beibehalten. Wenn Sie Ihr Baby nicht so süß ernähren wollen, nehmen Sie Traubenzucker. Statt Orangensaft können Sie auch andere Säfte und Fruchtmus aus Bananen, Äpfeln oder Erdbeeren verarbeiten.

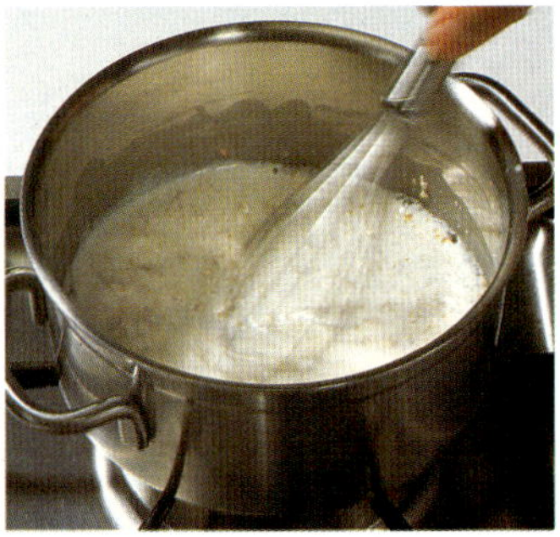

1. Die Hälfte der Milch in einem kleinen Topf mit den Vollkornflocken glatt verrühren und unter ständigem Schlagen mit dem Schneebesen zum Kochen bringen. Je nach Flocken 2–3 Minuten kochen lassen. Manche müssen Sie nur in die heiße Milch rühren.

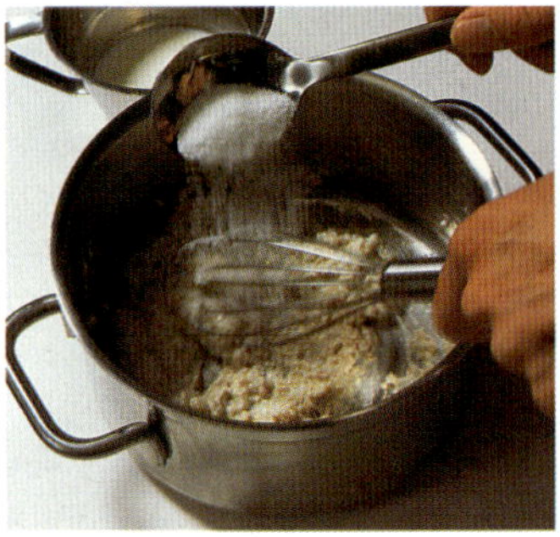

2. Den Topf von der Kochstelle ziehen und unter weiterem Rühren den Zucker und die restliche Milch hinzufügen.

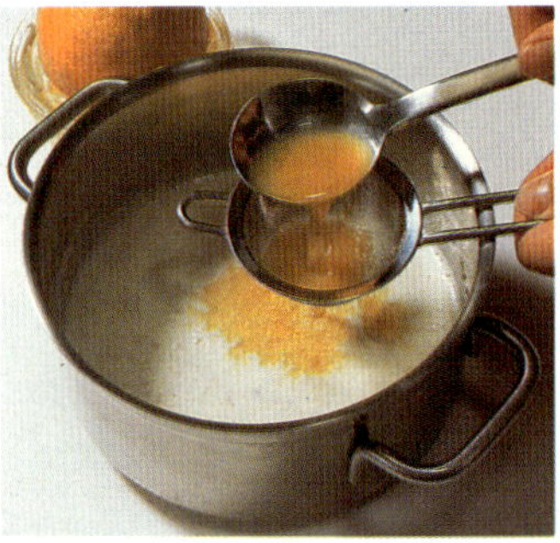

3. Zum Schluß den Orangensaft durch ein Sieb in die Milch gießen und alles gut verrühren.

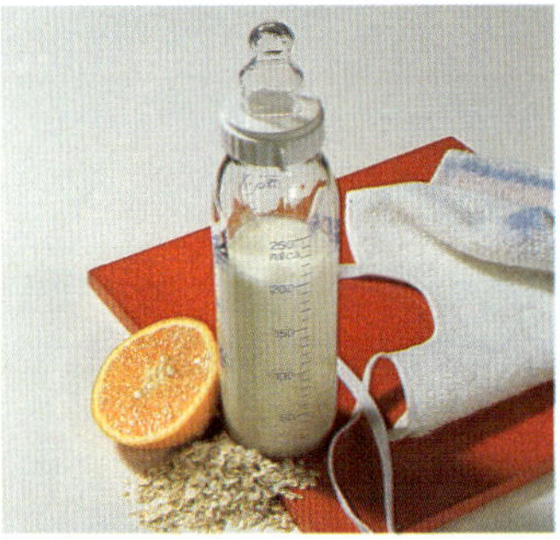

4. Die Milch in eine Flasche füllen und kräftig schütteln. Die Milch hat jetzt Trinktemperatur.

rischer Vollkornbrei

ab 6. Monat)

\b dem 6. Monat dürfen Sie
hrem Kind auch frischgemah-
enes Vollkornmehl geben, vor-
ausgesetzt Sie kochen es. So
önnen Sie aus Hirse, Mais,
uchweizen und Reis auch
ine glutenfreie Mehlmischung
elber herstellen.

utaten für 1 Portion:
5 g Getreide (Weizen, Hafer,
eis, Dinkel, Roggen, Gerste
der Hirse)
00 ml Milch
Teel. Zucker
ab 10. Monat)
Stück reife Banane (etwa 60 g)

ür abends
ürs Fläschchen

twa: 1100 kJ/260 kcal
0 g Eiweiß · 8 g Fett
7 g Kohlenhydrate

Zubereitungszeit: etwa
15 Minuten

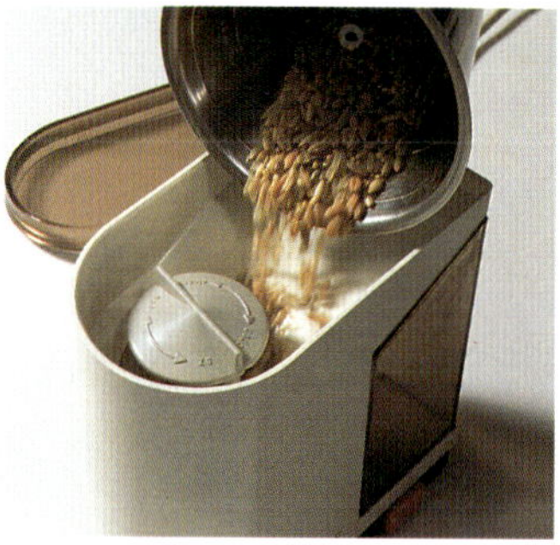

1. Die Getreidekörner in einer Getreidemühle mehlfein mahlen. Sie können eventuell auch eine Kaffeemühle benutzen, sollten dann aber zweimal mahlen.

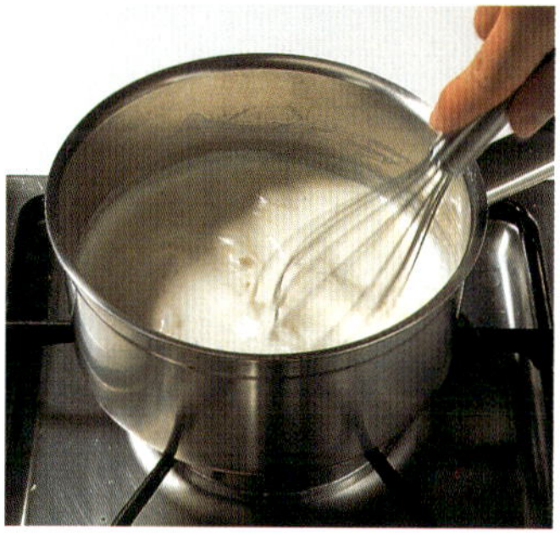

2. Das Mehl mit der Milch in einem Topf anrühren und bei mittlerer Hitze zum Kochen bringen. Den Brei bei schwacher Hitze 4–5 Minuten unter Rühren leicht kochen lassen.

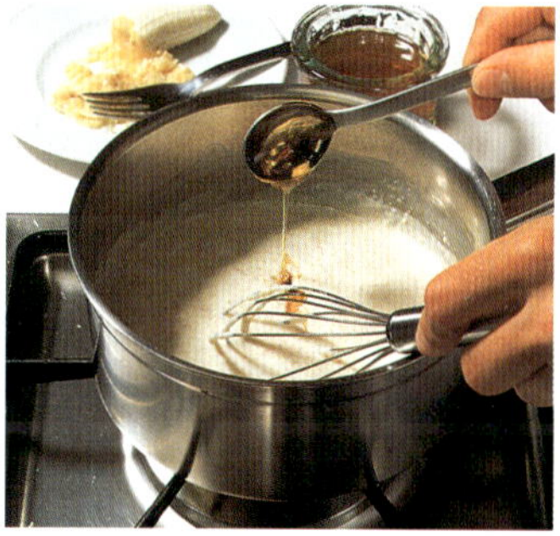

3. Dann den Zucker dazugeben. Die Banane mit einer Gabel ganz fein zerdrücken und ebenfalls unter den Brei ziehen. Fürs Fläschchen sollten Sie vorher die Banane mit dem Pürierstab fein pürieren.

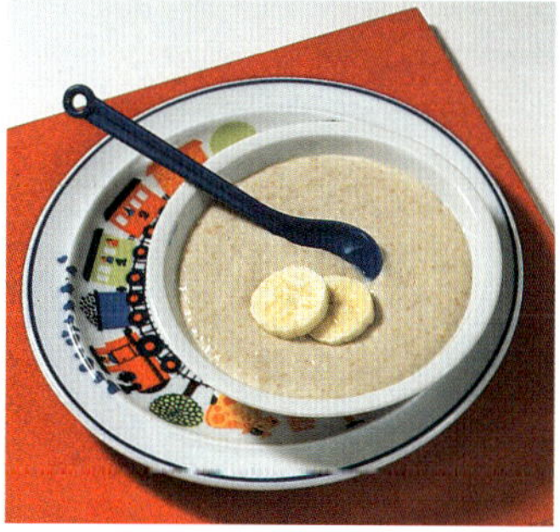

4. Den Brei in einen Kinderteller oder Fläschchen füllen und etwas abkühlen lassen.

Tip!

Wenn Sie das Getreide nicht selber mahlen, sollten Sie grundsätzlich Vollkornflocken vorziehen.

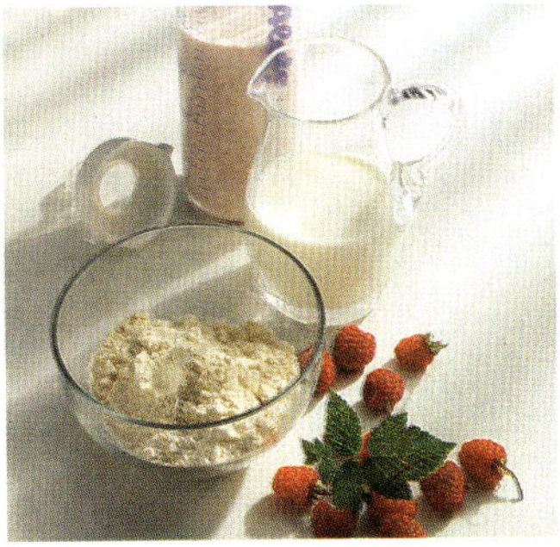

Milchreis mit Beerensaft

(ab 5. Monat)

Den ersten Vollmilchbrei von Seite 36 können Sie das ganze 1. Jahr hindurch geben und je nach Saison und Vorlieben Ihres Kindes mit Obstäften oder etwas Traubenzucker variieren.

Zutaten für 1 Portion:
3 Eßl. tiefgefrorene Himbeeren
200 ml Milch
2 Eßl. Vollkorn-Reisschleim (20 g)

Glutenfrei • Für abends
Fürs Fläschchen

Etwa: 900 kJ/210 kcal
7 g Eiweiß · 7 g Fett
31 g Kohlenhydrate

- Zubereitungszeit: etwa 25 Minuten

1. Die Himbeeren auftauen lassen und dann durch ein Sieb streichen.

2. Die Hälfte der Milch mit dem Reisschleim anrühren. In einem kleinen Topf zum Kochen bringen und bei schwacher Hitze unter Rühren etwa 3 Minuten ausquellen lassen.

3. Den Topf von der Kochstelle ziehen und nach und nach die restliche Milch und den Himbeersaft einrühren. Die Flüssigkeit in die Flasche füllen und kräftig schütteln. Sie hat jetzt Trinktemperatur.

Grießbrei mit Traubenmus

(ab 5. Monat)

Grießbrei können Sie mit Obstmusen und -säften leicht süßen.

Zutaten für 1 Portion:
4–5 süße Weintrauben
200 ml Milch
3 Eßl. Vollkorngrieß (30 g)

Zum Löffeln • Für abends

Etwa: 1000 kJ/240 kcal
10 g Eiweiß · 7 g Fett
34 g Kohlenhydrate

- Zubereitungszeit: etwa 10 Minuten

1. Die Trauben waschen, halbieren, die Schale abziehen und die Kerne entfernen. Das Fruchtfleisch fein hacken, den Saft dabei auffangen.

2. Die Hälfte der Milch erhitzen. Den Grieß dazugeben, aufkochen und bei schwacher Hitze unter Rühren in etwa 3 Minuten ausquellen lassen.

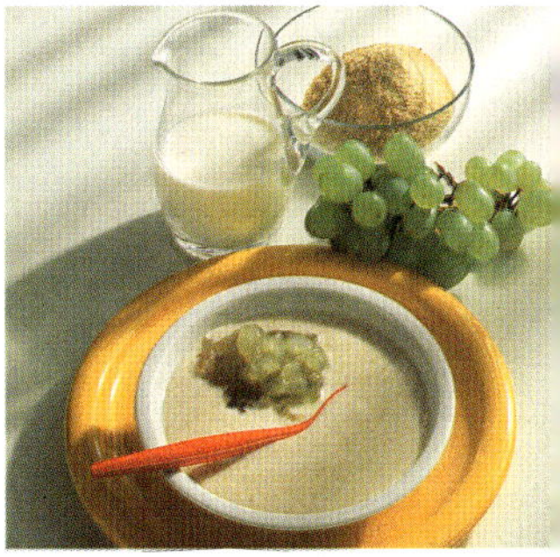

3. Den Topf von der Kochstell ziehen, nach und nach die res liche Milch unterschlagen. De Brei in ein Schälchen füllen und das Traubenmark darüber geben.

Tip!

Wenn Ihr Kind schon löffeln will, aber noch nicht die volle Portion schafft und ab und zu noch gerne saugen möchte, müssen Sie zunächst klein anfangen. Kochen Sie die Hälfte der Milch als Brei und geben Sie dann die restliche Milch in das Fläschchen. Wichtig: Insgesamt sollte Ihr Baby abends seine 200 ml Milch bekommen.

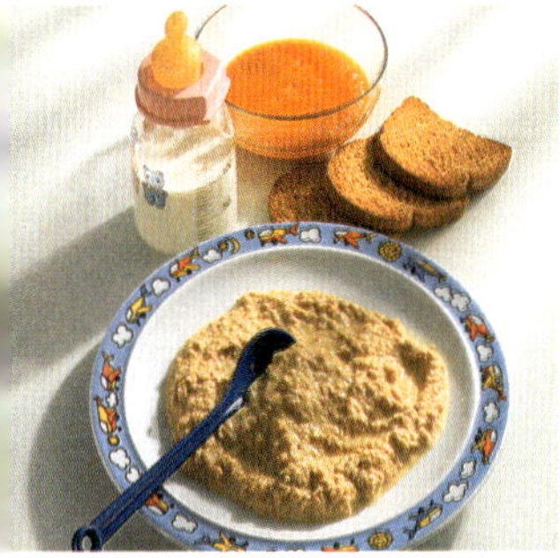

Zwieback, Milch und Karottenmus

ab 5. Monat)

Zwiebackbrei ist schnell zubereitet; er muß nicht mehr kochen. Am besten nehmen Sie Vollkorn-Zwieback. Statt Karotten- schmeckt auch Apfelmus.

Zutaten für 1 Portion:
200 ml Milch
3 Zwiebäcke
2 Eßl. Karottenmus aus dem Glas
ohne Zusätze)

Für abends • Schnell

Etwa: 1060 kJ/255 kcal
10 g Eiweiß · 9 g Fett
34 g Kohlenhydrate

- Zubereitungszeit: etwa 8 Minuten

1. Die Milch in einem Topf erhitzen – sie muß nicht unbedingt kochen, wenn sie aus einer frischen Packung kommt.

2. Die Zwiebäcke in eine Stoffserviette geben, die Serviette an den vier Enden anfassen und zusammendrehen. Mit einem Kartoffelstampfer die Zwiebäcke grob zerkleinern, in einen Kinderteller geben.

3. Die Hälfte der heißen Milch darüber gießen, etwa 1 Minute ziehen lassen. Dann den Brei mit dem Karottenmus verrühren. Die restliche Milch etwas abkühlen lassen und in die Flasche füllen, dazu füttern.

Porridge mit Apfel

(ab 5. Monat)

Ist Ihr Kind ein begeisterter und immer hungriger Esser, ist dieser Brei ideal: Der Zucker wird durch Apfel ersetzt – dadurch erhöht sich die Breimenge, nicht aber der Kaloriengehalt. Mit mehr Apfel gut zu verlängern!

Zutaten für 1 Portion:
200 ml Milch
2 gehäufte Eßl. blütenzarte
Haferflocken
1 kleiner, milder Apfel (zum Bei-
spiel Delicious oder Cox Orange)

Zum Löffeln • Preiswert
Für abends

Etwa: 1000 kJ/240 kcal
9 g Eiweiß · 9 g Fett
32 g Kohlenhydrate

- Zubereitungszeit: etwa 15 Minuten

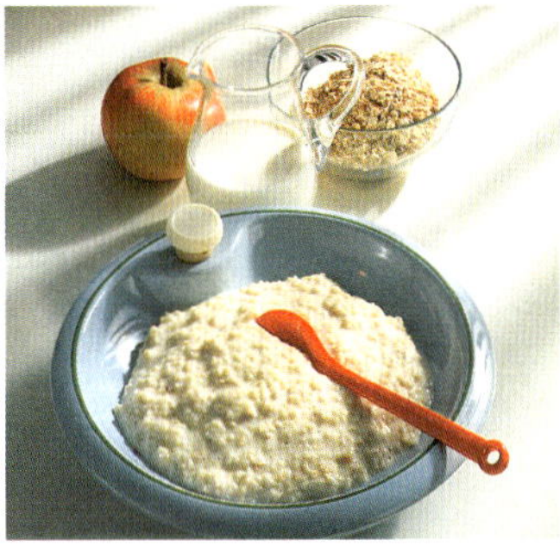

1. Die Milch mit den Haferflocken in einen kleinen Topf füllen und zum Kochen bringen. Nach etwa 1 Minute von der Kochstelle ziehen und zugedeckt 3–4 Minuten quellen lassen.

2. Den Apfel unter fließendem Wasser gründlich waschen, trockenreiben und schälen. Das Fruchtfleisch auf einer Apfelreibe rundherum fein abreiben, so daß das Kerngehäuse und die Blüte übrig bleiben.

3. Den geriebenen Apfel unter den Haferbrei rühren und alles in einen Kinderteller füllen.

Bananenbrei
(ab 6. Monat)

Der Nachmittagsbrei wird grundsätzlich nur mit Wasser gekocht. Daher ist es umso wichtiger, die Fettzugabe nicht zu vergessen. Denn sonst hat Ihr Baby lange vor der nächsten Mahlzeit schon wieder Hunger. Sie können aber statt Butter auch Keimöl nehmen – besonders dann, wenn der Brei nicht mehr so heiß ist, verteilt sich das Öl leichter und angenehmer.
Wenn Sie statt Weizenflocken Buchweizen-, Hirse-, Mais- oder Reisflocken verwenden, ist der Brei glutenfrei.

Zutaten für 1 Portion:
125 ml Wasser
20 g Weizenflocken
100 g Banane ohne Schale
1 Eßl. Butter

Zum Löffeln
Für nachmittags

Etwa: 890 kJ/210 kcal
3 g Eiweiß · 10 g Fett
28 g Kohlenhydrate

- Zubereitungszeit: etwa 10 Minuten

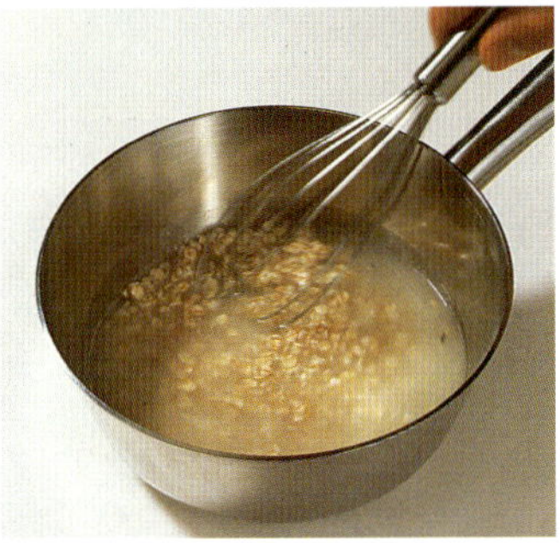

1. Das Wasser mit den Flocken in einem kleinen Topf verrühren.

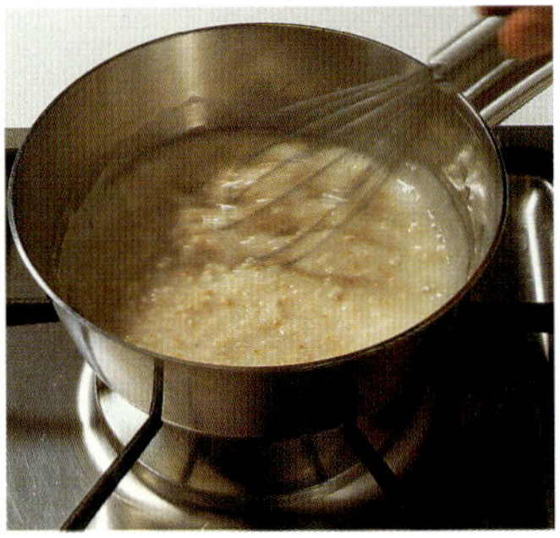

2. Bei schwacher Hitze zum Kochen bringen, 1–2 Minuten kochen lassen und dann von der Kochstelle ziehen.
(Mit Mikrowelle: Das Wasser mit den Flocken bei 600 Wa in 3 Minuten garen, dann 2–3 Minuten stehenlassen.)

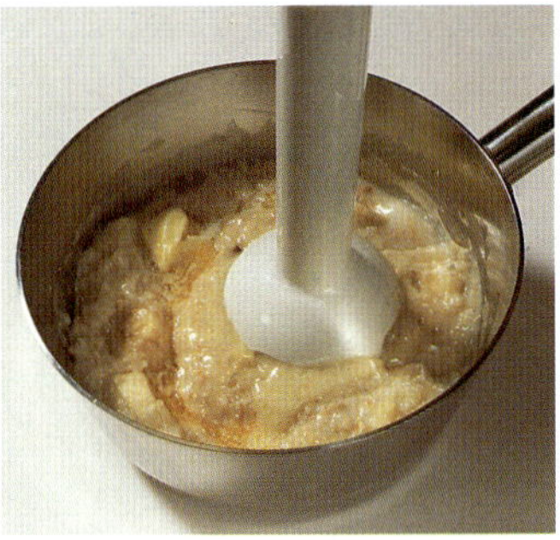

3. Die Banane in den Topf schneiden, die Butter zugeben und mit einem Pürierstab pürieren oder mit einer Gabe zerdrücken und schlagen.

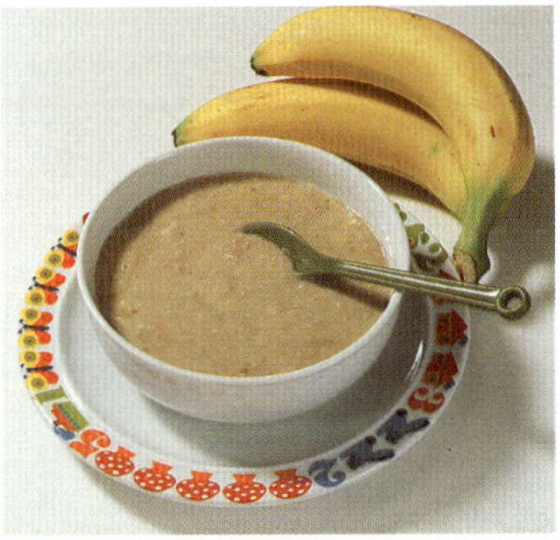

4. Den Bananenbrei in einen Kinderteller füllen und mit den Löffel füttern.

ʌilchfreier Getreide-Obst-Brei

ıb 6. Monat)

ɹtaten für 1 Portion:
süßer Apfel
–3 Erdbeeren
00 ml Wasser
) g Instant-Haferflocken
hne Zusätze)
Eßl. Butter

chnell
ür nachmittags

wa: 890 kJ/210 kcal
g Eiweiß · 10 g Fett
8 g Kohlenhydrate

Zubereitungszeit: etwa 10 Minuten

Tip!

Instant-Flocken sind vorbehandelte Getreideflocken, die nur quellen müssen. Häufig sind solche Produkte mit Obstflocken, Zucker, Honig, Maltodextrinen oder ähnlichen süßen Zusätzen angereichert. Verzichten Sie auf diese Produkte: Ihrem Kind schmeckt die natürliche Fruchtsüße ebensogut, und es gewöhnt sich nicht an einen zuckersüßen Brei. Es bekommt mit Frischobst viel mehr wertvolle Nährstoffe.

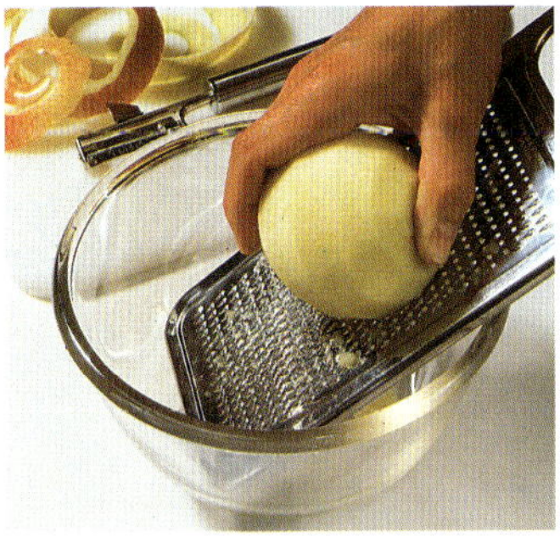

1. Den Apfel gründlich waschen, mit einem Sparschäler schälen und auf einer Apfelreibe fein reiben.

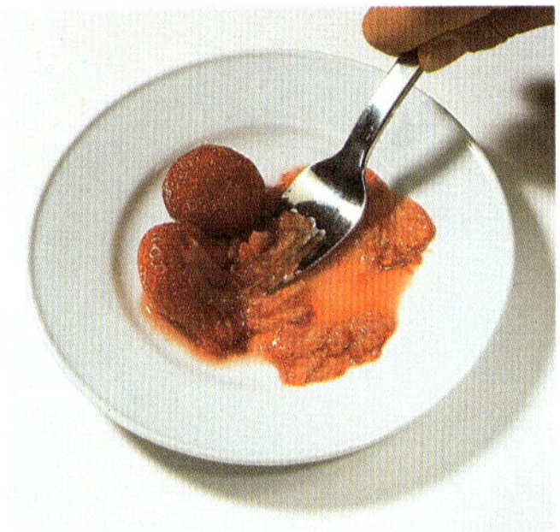

2. Die Erdbeeren waschen, das Grün abzupfen und die Beeren mit einer Gabel sehr fein zerdrücken.

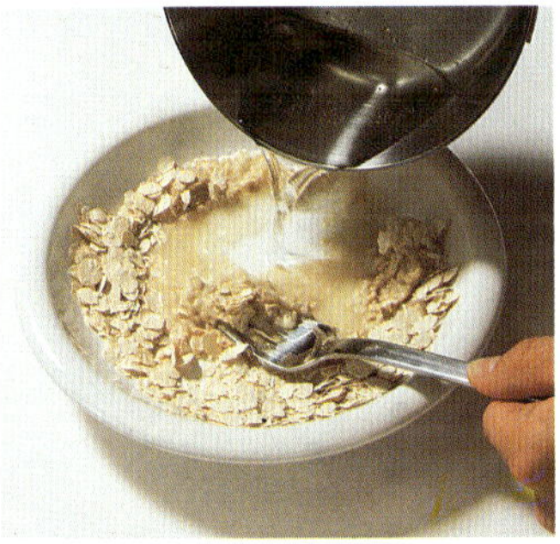

3. Das Wasser zum Kochen bringen. Die Flocken in einen Teller füllen, das kochende Wasser angießen und gut verrühren.
(Mit Mikrowelle: Das Wasser bei 600 Watt 1–1 1/2 Minuten erhitzen, dabei einen Teelöffel in das Wasser stellen.)

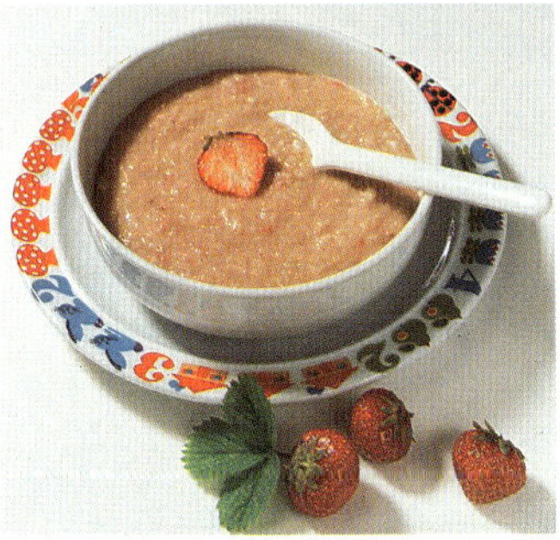

4. Dann die Butter dazugeben und unterziehen. Zum Schluß den geriebenen Apfel und die Erdbeeren untermischen.

Kirsch-Getreidebrei

(ab 6. Monat)

Zutaten für 1 Portion:
50 g frische Süßkirschen,
ersatzweise tiefgefrorene oder
aus dem Glas
200 ml Wasser
20 g 7-Korn-Flocken
50 g Banane ohne Schale
1 Eßl. Butter

Zum Löffeln
Für nachmittags

Etwa: 860 kJ/200 kcal
4 g Eiweiß · 9 g Fett
26 g Kohlenhydrate

- Zubereitungszeit: etwa 10 Minuten

1. Die Kirschen gründlich waschen, von den Stielen zupfen und entkernen. Kirschen aus dem Glas abtropfen lassen, tiefgefrorene auftauen.

2. Die Kirschen mit dem Wasser und den Flocken in einem Topf bei schwacher Hitze unter Rühren etwa 4 Minuten kochen, bis die Kirschen weich sind. (Mit Mikrowelle: Die Wasser-Flocken-Mischung in einem mikrowellengeeigneten Gefäß bei 600 Watt in 2 Minuten garen. Bei 360 Watt 5 Minuten quellen und danach 5 Minuten stehenlassen.)

3. Die Banane und die Butter zum Brei geben, mit dem Pürierstab fein zermusen. Den Brei in einen Kinderteller füllen.

Ungekochter Pfirsichbrei

(ab 6. Monat)

Zutaten für 1 Portion:
100 ml Wasser
20 g Instant-Vollkornflocken
1 Eßl. Butter
1 reifer Pfirsich

Zum Löffeln
Für nachmittags

Etwa: 850 kJ/200 kcal
4 g Eiweiß · 10 g Fett
26 g Kohlenhydrate

- Zubereitungszeit: etwa 10 Minuten

1. Das Wasser einmal aufkochen lassen, noch heiß über die Flocken gießen und verrühren.

2. Die Butter dazugeben und ebenfalls unterziehen.

3. Den Pfirsich sehr gründlich waschen, in einer kleinen Schüssel mit kochend heißem Wasser begießen. Den Pfirsich etwa 2 Minuten darin ziehen lassen, bis sich die Schale leicht abziehen läßt. Den Pfirsich häuten, in Viertel schneiden und dabei vom Kern lösen. Das Fruchtfleisch mit dem Pürierstab zerkleinern. (Mit Mikrowelle: Den Pfirsich mit einer Gabel einstechen, mit 1 Eßlöffel Wasser auf einem mikrowellengeeigneten Teller bei 600 Watt 1 1/2 Minuten erhitzen. Den Pfirsich dann weiter wie oben beschrieben zerkleinern.)

4. Das Pfirsichmus unter den Brei ziehen und in einen Kinderteller füllen.

Tip!

Ein wenig reines Fruchtmus oder ein Schlückchen frischer Saft sind keine vollen Mahlzeiten, aber auch keine Durstlöscher. Als kleiner Imbiß für zwischendurch oder als Nachtisch sorgen sie dagegen für Vitamine. Rezepte für Saft finden Sie auf Seite 36. Obstmuse können Sie ganz schnell und frisch aus etwas weicher Banane oder einem Apfel herstellen – Sie benötigen ja nur kleine Mengen. Auf Seite 56 finden sie noch einige Rezepte für Obstmuse, die Sie auf Vorrat zubereiten und dann in kleinen Portionen einfrieren können.

Im Bild oben:
Kirsch-Getreidebrei
Im Bild unten:
Ungekochter Pfirsichbrei

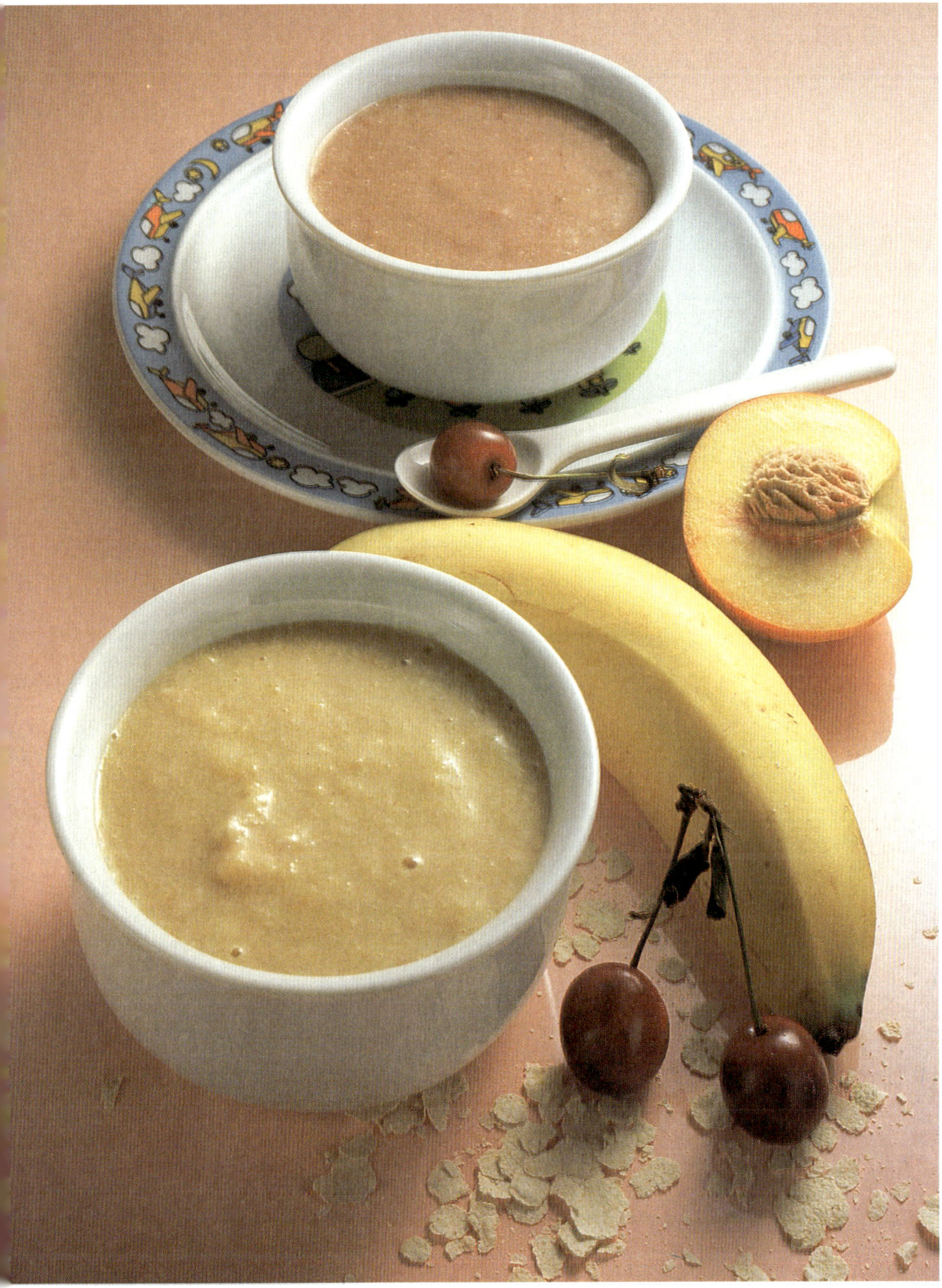

Der Übergang zur Kleinkindkost

Ja, so schnell geht das – am Ende des 1. Lebensjahres wird Ihr Baby mit Ihnen am Tisch sitzen und »von Ihrem Teller essen« – sozusagen. Sie sollten es ganz langsam und allmählich an diese Selbständigkeit heranführen.

Den ersten Schritt können Sie tun, wenn Ihr Kind einige Minuten frei auf dem Boden sitzen kann. Das geschieht meist zwischen dem 10. und 12. Monat. Dann ist es Zeit, den Babyhochstuhl einzuweihen. Ist das Kind für den Sitz noch zu klein, können Sie passende Polstereinsätze besorgen – dann hat es im Sitz mehr Halt. Und noch eines: Wählen Sie nur Stühle, deren Polster abwaschbar sind. Dann können Sie nämlich unbesorgt Ihrem Kind den Wunsch erfüllen, der sich bereits nach kurzer Zeit ergibt: auch einmal alleine zu löffeln. Legen Sie Ihrem Sprößling ein Riesenlätzchen um und geben Sie ihm einen rechtwinklig gebogenen Kinderlöffel in die Hand. Sie werden staunen, wie das die Lust am Essen fördert.

Doch auch Brot in der Hand halten und abbeißen will gelernt sein. Anfangs können Sie die Brote noch in Häppchen schneiden. Doch lassen Sie nach und nach die Happen s groß werden, daß gebissen werden muß. Die Kruste müssen Sie nicht entfernen – es s denn, sie ist verbrannt. Denn die Zähne sollen auch etwas zum Knabbern haben.

Auch beim Trinken macht Ihr Kind Fortschritte. Die Morgen und Abendmilch sollten Sie Ih rem Baby noch zugestehen – es ist schließlich noch ein Säu ling. Doch der kleine Durst zwischendurch kann durchau auch mit einem Schluck aus der Schnabeltasse gelöscht werden. Manche Kinder kom men von vorneherein mit einem einfachen Becher besser zurecht: am besten mit purem Wasser in der Badewanne üben – da kann ruhig alles d neben gehen!

Jetzt ist Babys Fingerfertigkeit gefragt! Kleine Häppchen aus Brot oder Karotte mit den Fingern essen braucht jetzt seine ganze Aufmerksamkeit.

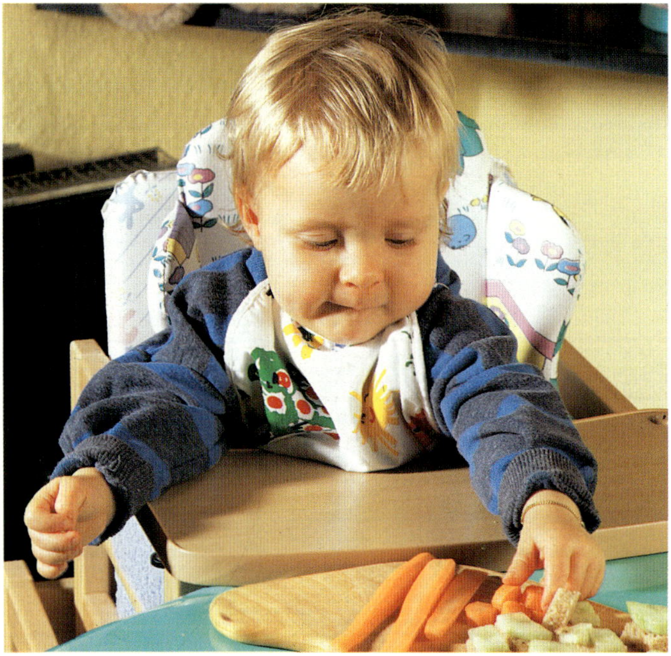

Es darf gekaut werden

Die Zähne wachsen und wollen Arbeit haben. Pürieren Sie das Essen für Ihr Kind nicht mehr, sondern zerdrücken Sie es grob mit der Gabel.

- Die Mittagsmahlzeit in der Zusammensetzung Gemüse–Fleisch bleibt weiter bestehen. Sie können immer noch die Breie des Kapitelanfangs kochen. Dabei aber die Menger allmählich – je nach Appetit – erhöhen, zum Beispiel Fleisch auf 35 g steigern und das Gemüse nicht mehr so fein zerkle nern. Meine Vorschläge finder Sie auf den Seiten 60–63.
- Gegen Ende des 1. Lebensjahres können Sie für alle zusammen kochen. Meine Vor-

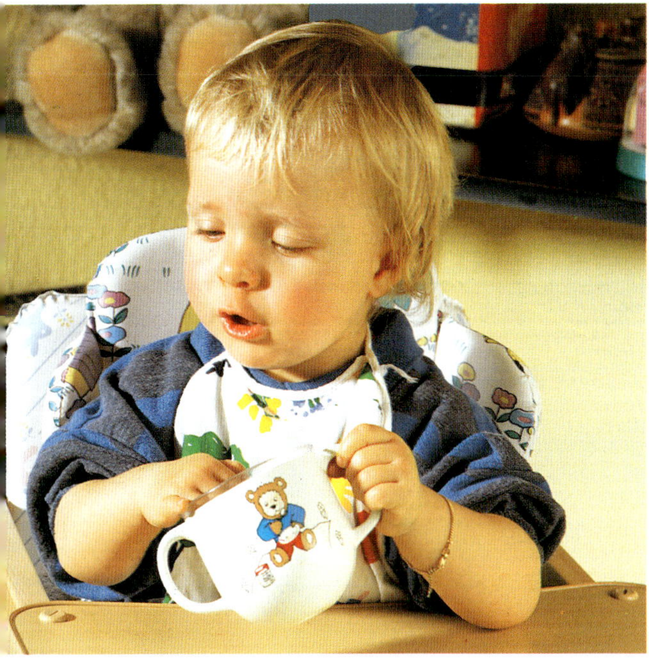

...uch aus dem Becher trinken klappt jetzt schon ganz gut. Dabei aber bloß ...cht verpassen, was rundherum passiert.

...hläge, die mit der Angabe ...us Groß mach Klein« ge...nnzeichnet sind, liefern eini... Anregungen. Wenn Sie ei...ge Gerichte auf diese Weise ...bereitet haben, werden Sie ...hr schnell wissen, wie die Be...ürfnisse der ganzen Familie ... Einklang zu bringen sind.
...e Grundregeln sind:
... Erst salzen und kräftig wür...en, wenn Sie die Portion für ...as Baby abgenommen haben.
... Einen Stich Butter oder Keim... nachträglich zur Babyportion ...eben.
... Das Babyessen schön ...aucig« machen.
... Nicht kräftig braten oder ...illen.

• Das Babymenü mit Gabel und Messer zerkleinern – am besten vor den Augen des Kindes, damit es merkt, daß es tatsächlich dasselbe wie die übrige Familie bekommt. Meine Rezepte reichen für zwei Erwachsene mit einem Kind und einem Baby.

• Morgens gibt es noch die Milchflasche und vielleicht schon etwas Brot zum Knabbern – mit oder ohne Belag.

• Der Abendbrei wird allmählich durch belegte Brote mit warmer Vollmilch ersetzt. Gewöhnen Sie Ihr Kind nicht zu schnell an die meist sehr salzigen und fetten Wurst- und Käsesorten. Wählen Sie als »Unterlage« ein fein vermahlenes Vollkornbrot, schön saftig und nicht zu hart, und bestreichen Sie es dünn mit Butter. Als Belag kommen nicht nur Quark, Gurkenscheiben oder Avocados in Frage. Bananen- oder Erdbeerscheiben, eingeweichte Rosinen oder Raspeläpfel sind meist sehr beliebt und auch viel gesünder als Konfitüre. Oder Sie kochen einmal eine der gar nicht so süßen Milchspeisen von den Seiten 64–65.

• Gegen Ende des 1. Jahres kann der Getreide-Obst-Brei durch Frischobst und Knabberzwieback ersetzt werden. Auch Joghurt und Vollkornkekse dürfen es einmal sein. Auf Seite 66 finden Sie einige Vorschläge, die auch als Nachtisch nach einem leichten Mittagessen gedacht sind. Die Rezepte sind bewußt einfach gehalten – damit Sie tatsächlich Zeit haben, die Kleinigkeiten zuzubereiten und nicht statt dessen den bequemen Fertigjoghurt aufreißen. Solche kleinen Snacks sind prima geeignet, Ihr Kind von anderen süßen Wünschen, die langsam wach werden, abzulenken.
Nur: 400 ml Milch oder Milchprodukte muß Ihr Kind jetzt täglich bekommen! Kinder aus Allergikerfamilien sollten allerdings bis zum Ende des 1. Jahres noch mit der Babymilch vorliebnehmen. Versuchen Sie bewußt, die Entdeckung von Kakao noch hinauszuzögern – Ihrem Kind schmeckt die Milch auch pur, wenn es sie nicht anders kennt!

Rahmkartoffeln mit Blumenkohl

(ab 8. Monat)

Zutaten für 1 Portion:
150 g Kartoffeln
150 g Blumenkohlröschen
3 Eßl. Milch
1 Eßl. Sahne
1 Teel. Butter
1 Teel. gehackte Petersilie
1 Eigelb

Glutenfrei • Für mittags

Etwa: 1400 kJ/330 kcal
10 g Eiweiß · 17 g Fett
32 g Kohlenhydrate

- Zubereitungszeit: etwa 30 Minuten

1. Die Kartoffeln unter fließendem Wasser, den Blumenkohl in stehendem Wasser gründlich waschen.

2. Die Blumenkohlröschen in kleine Knospen teilen, die Stiele in etwa 1 cm große Stücke schneiden. Die Kartoffeln schälen und in etwa 2 cm große Würfel schneiden.

3. Die Milch mit der Sahne in einem Topf erhitzen, die Kartoffeln und den Blumenkohl dazugeben. Bei schwacher Hitze in etwa 15 Minuten garen.
(Mit Mikrowelle: Die Kartoffeln, den Blumenkohl, die Sahne und die Milch bei 600 Watt in 6–7 Minuten garen, etwa 5 Minuten stehenlassen.)

4. Das Gemüse in einen Warmhalteteller geben, die Butter, die gehackte Petersilie und das Eigelb hinzufügen und alles mit einer Gabel leicht verkneten und mischen.

Kohlrabi Zweierlei

(ab 8. Monat)

Zutaten für 1 Portion:
1 Kohlrabi (etwa 150 g)
100 g Kartoffeln
1 Eßl. Butter
1 Eigelb

Glutenfrei • Für mittags

Etwa: 1100 kJ/260 kcal
8 g Eiweiß · 14 g Fett
25 g Kohlenhydrate

- Zubereitungszeit: etwa 25 Minuten

1. Die Blätter vom Kohlrabi entfernen, die Knolle und die zartesten Blätter sowie die Kartoffeln gründlich waschen.

2. Den Kohlrabi und die Kartoffeln schälen, in etwa 1 cm große Würfel schneiden.

3. Die Hälfte der Butter in einem kleinen Topf zerlassen, den Kohlrabi und die Kartoffeln dazugeben und darin dünsten. Mit 2 Eßlöffeln Wasser im geschlossenen Topf bei schwacher Hitze etwa 15 Minuten dünsten.
(Mit Mikrowelle: Die Kartoffeln und den Kohlrabi mit 3 Eßlöffeln Wasser bei 600 Watt 4 Minuten garen.)

4. Inzwischen die zartesten Kohlrabiblätter von den Stiele[n] befreien und sehr fein hacke[n]. Insgesamt sollten höchstens 2 Eßlöffel Blattstückchen verwendet werden Diese etwa 5 Minuten vor Ende der Garzeit zum Gemüse geben und mitkochen.

5. Das Eigelb unterrühren un[d] nochmals kurz aufkochen lassen. Das Gemüse in einen Warmhalteteller füllen und mi[t] der restlichen Butter und dem Eigelb vermischen. Mit einer Gabel grob zerdrücken.
(Mit Mikrowelle: Jetzt erst die gesamte Butter dazugeben und wie oben beschrieben fertigstellen.)

Im Bild oben:
Kohlrabi Zweierlei
Im Bild unten:
Rahmkartoffeln mit Blumenkohl

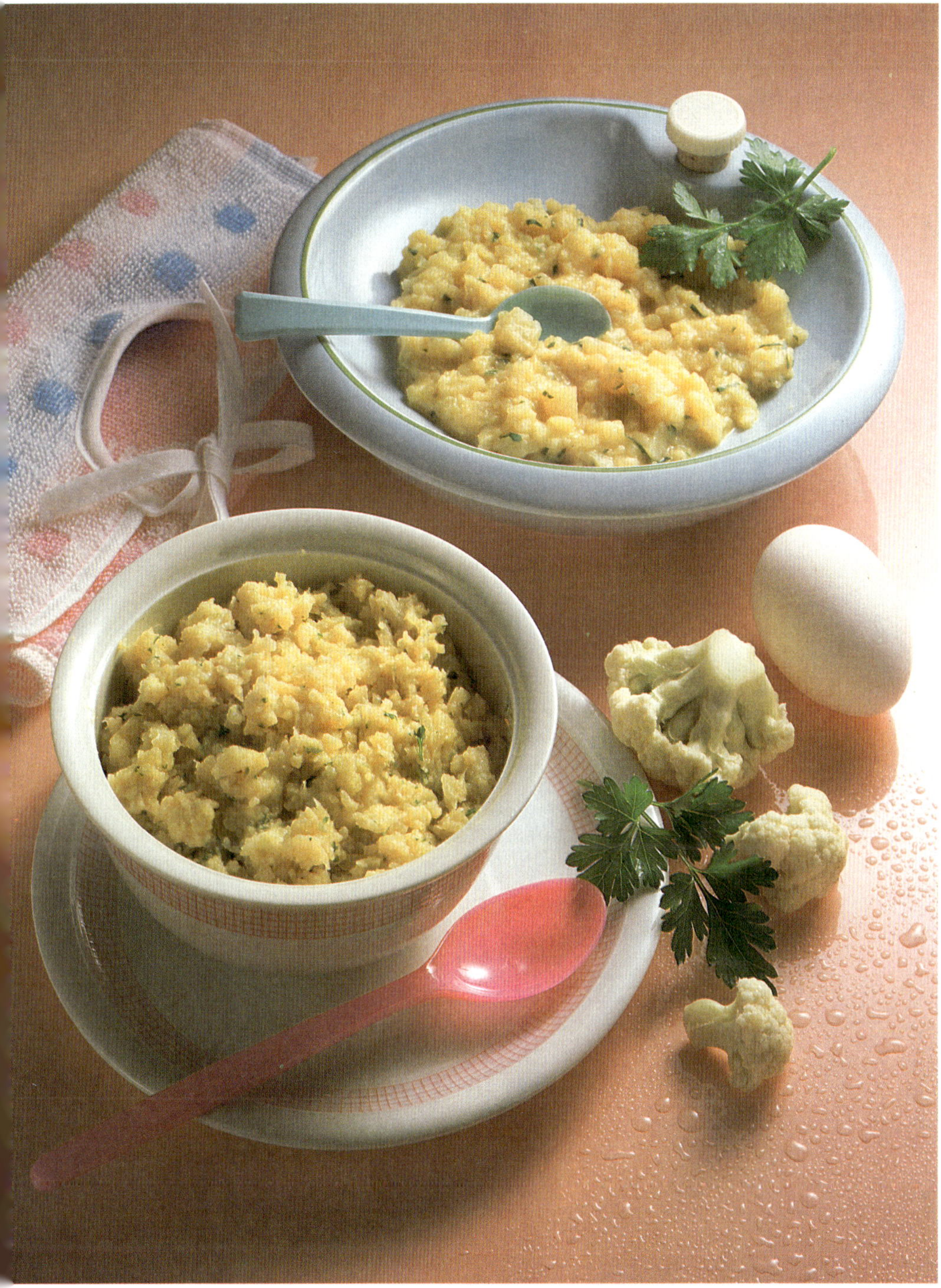

Karotten-Reis mit Hühnerfleisch

(ab 8. Monat)

Zutaten für 1 Portion:
150 g Karotten
40 g Hühnerbrustfilet
2 Teel. Butter
30 g parboiled Reis
2 Eßl. Orangensaft

Glutenfrei • Für mittags

Etwa: 1700 kJ/400 kcal
14 g Eiweiß · 17 g Fett
49 g Kohlenhydrate

- Zubereitungszeit: etwa 30 Minuten

1. Die Karotten putzen, waschen und schälen. Dann auf einer Reibe grob raspeln.

2. Das Hühnerbrustfilet in kleine Würfel schneiden, in 1 Teelöffel Butter andünsten, die Karotten und den Reis dazugeben. (Mit Mikrowelle: Das Fleisch in 1 Teelöffel Butter bei 600 Watt 30 Sekunden andünsten und herausnehmen.)

3. Mit 1/4 l Wasser angießen, zum Kochen bringen und bei schwacher Hitze in etwa 20 Minuten garen.
(Mit Mikrowelle: Reis und Karotten in 1/4 l Wasser bei 600 Watt 2 Minuten aufkochen und dann bei 180 Watt 18–20 Minuten ausquellen lassen. 5 Minuten vor Ende der Garzeit das Fleisch dazugeben.)

4. Den Karottenreis in einen Warmhalteteller füllen, die restliche Butter und den Orangensaft unterziehen.

Karotten mit Kartoffelschnee

(ab 8. Monat)

Zutaten für 1 Portion:
150 g Karotten
40 g mageres Schweinefleisch
100 g mehligkochende Kartoffeln
1 Eßl. Butter
1/2 Teel. Zucker
1 Prise Anis

Glutenfrei
Braucht etwas Zeit

Etwa: 1200 kJ/290 kcal
11 g Eiweiß · 13 g Fett
32 g Kohlenhydrate

- Zubereitungszeit: etwa 30 Minuten

1. Die Karotten putzen, gründlich waschen, dünn schälen und in dünne Scheiben schneiden.

2. Das Fleisch in Streifen schneiden.

3. Die Kartoffeln waschen, in einem kleinen Topf mit wenig Wasser in etwa 15 Minuten garen.
(Mit Mikrowelle: Die Kartoffeln mit 2 Eßlöffeln Wasser zugedeckt bei 600 Watt in 4 Minuten garen, herausnehmen und etwa 5 Minuten stehenlassen.)

4. Die Hälfte der Butter in einem Topf zerlassen, die Karotten und das Fleisch darin andünsten. Wenn nötig, noch 2–3 Eßlöffel Wasser hinzufügen, den Deckel auflegen und alles bei schwacher Hitze in etwa 15 Minuten garen.
(Mit Mikrowelle: Die Karotten und das Fleisch in 2 Eßlöffeln Wasser bei 600 Watt in 5 Minuten garen, etwa 5 Minuten stehenlassen.)

5. Den Zucker, den Anis und die restliche Butter dazugeben, den Topf von der Kochstelle ziehen.
(Mit Mikrowelle: Die ganze Buttermenge erst jetzt dazugeben.)

6. Die Kartoffeln pellen und mit der Kartoffelpresse direkt auf den Warmhalteteller drücken. Die Zuckerkarotten daüber verteilen.
(Mit Mikrowelle: Die Kartoffeln mit der Kartoffelpresse auf den Warmhalteteller geben und die Karotten darauf verteilen.)

Im Bild oben:
Karotten mit Kartoffelschnee
Im Bild unten:
Karotten-Reis mit Hühnerfleisch

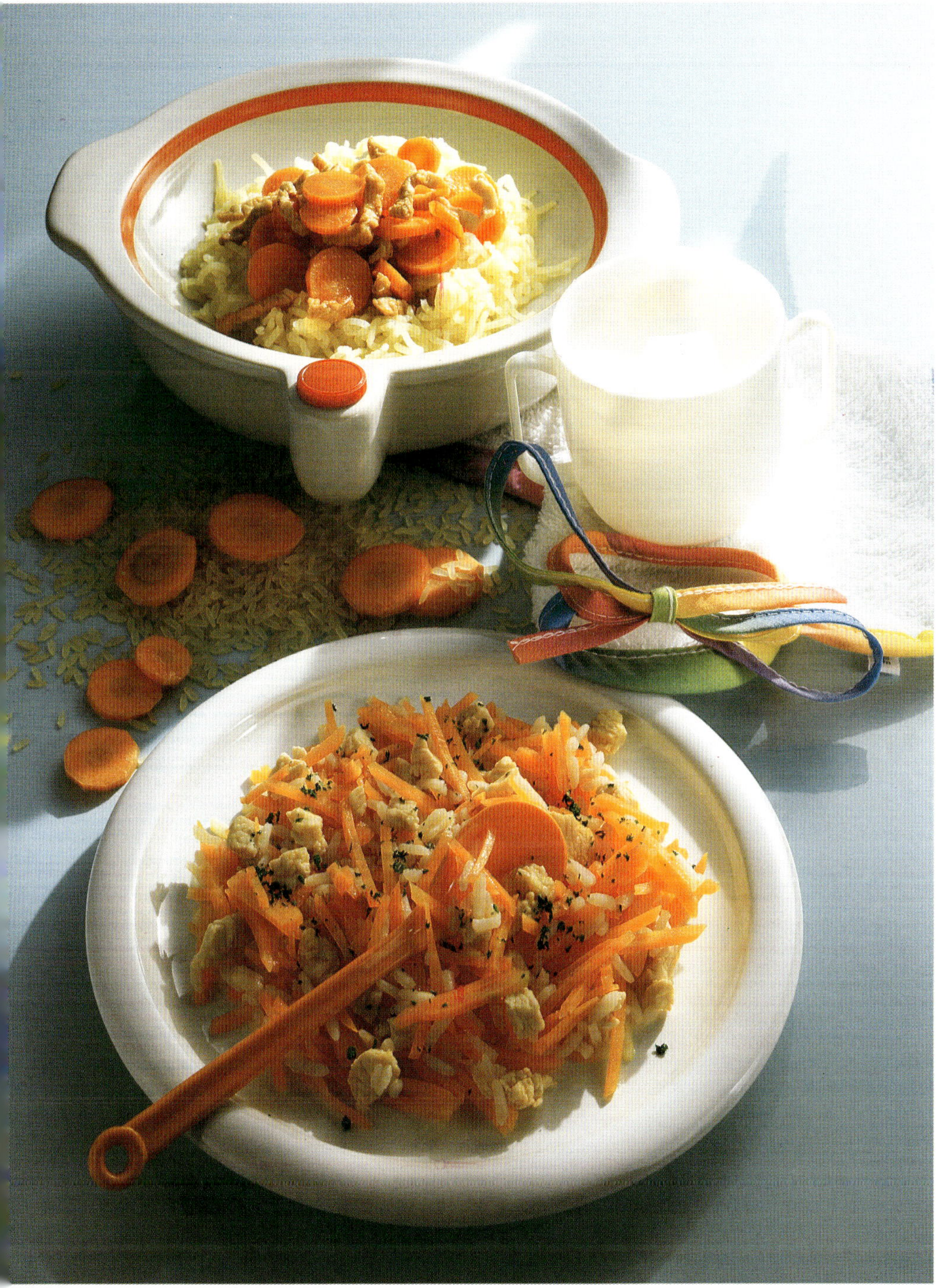

Müsli-Brei

(ab 10. Monat)

Zutaten für 1 Portion:
200 ml Milch
1 Teel. ungeschwefelte Rosinen
4 Eßl. zarte Haferflocken
2 Eßl. zerdrückter Vollkornzwieback
1 Teel. gemahlene Haselnüsse
1/2 Apfel

Zum Löffeln
Für abends

Etwa: 1300 kJ/310 kcal
11 g Eiweiß · 10 g Fett
43 g Kohlenhydrate

- Zubereitungszeit: etwa 40 Minuten

1. Die Milch erhitzen. Die Rosinen waschen und in eine Schüssel geben. Die Haferflocken, die Zwiebackkrümel und die Haselnüsse dazugeben. Die Milch darüber gießen. Etwa 30 Minuten quellen lassen.

2. Den Apfel waschen, schälen und grob raspeln.

3. Mit dem Müsli vermischen. Wenn Ihr Kind es lieber warm mag, zuvor kurz erhitzen.

Tip!

Mit 10 g Flocken statt Zwiebackkrümel geht's schneller. Mit Fruchtaufstrich oder frischem Obst läßt sich das Müsli abwandeln. Die Breie von Seite 36-39 können Sie jetzt etwas dicker kochen.

Reispudding

(ab 8. Monat)

Zutaten für 1 Portion:
200 ml frische Vollmilch
25 g Milchreis
1 kleine Banane
(etwa 100 g Fruchtfleisch)
2 Teel. Rote-Bete-Saft

Glutenfrei
Für abends

Etwa: 1300 kJ/310 kcal
9 g Eiweiß · 7 g Fett
52 g Kohlenhydrate

- Zubereitungszeit: etwa 3 1/4 Stunden (davon 3 Stunden Quellzeit)

1. Die Hälfte der Milch in einem kleinen Topf zum Kochen bringen. Den Reis einstreuen und bei schwacher Hitze etwa 15 Minuten kochen lassen.

2. Die Banane schälen, mit dem Pürierstab fein zermusen und den Rote-Bete-Saft dazugeben. Das Bananenmus unter den heißen Reis ziehen.

3. Eine hübsche Puddingform (etwa 1/4 l Inhalt) mit kaltem Wasser ausschwenken. Den Bananenreis in die Form füllen und den Pudding bei Zimmertemperatur ausquellen lassen.

4. Nach etwa 3 Stunden ist er fest und kann gestürzt werden. Die restliche Milch als Getränk dazugeben.

Grießschnitten

(ab 8. Monat)

Zutaten für 1 Portion:
200 ml Milch
30 g Vollkorngrieß
1 Teel. Butter
80 g Banane
1 Teel. Orangensaft

Für abends

Etwa: 1500 kJ/360 kcal
10 g Eiweiß · 12 g Fett
50 g Kohlenhydrate

- Zubereitungszeit: etwa 30 Minuten

1. Den Backofen auf 200° (Gas Stufe 3) vorheizen. 125 ml Milch aufkochen und den Grieß einrieseln lassen. Bei mittlerer Hitze dick einkochen lassen. Die Butter unterrühren.

2. Den Brei in ein Ragout-Fin-Förmchen streichen, im Backofen (Mitte) in etwa 15 Minuten hellbraun überbacken.

3. Die restliche Milch mit der Banane und dem Orangensaft pürieren und alles in einen tiefen Teller gießen.

4. Den Brei herauslösen, in Scheiben schneiden und neben die Sauce legen.

Im Bild hinten: Müsli-Brei
Im Bild Mitte: Grießschnitten
Im Bild vorne: Reispudding

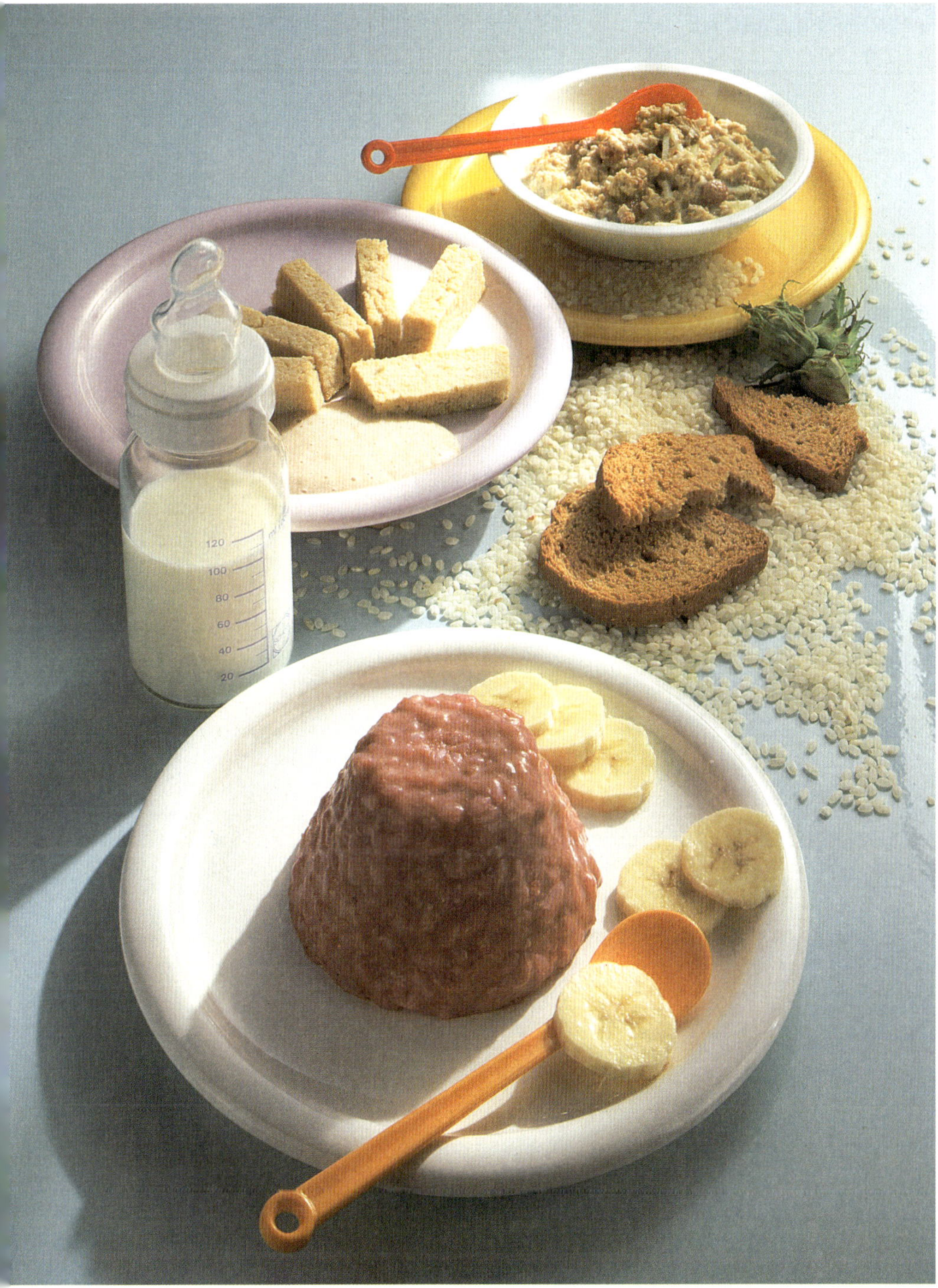
120
100
80
60
40
20

Götterspeise
(ab 8. Monat)

Zutaten für 1 Portion:
150 g Karotten
1 Teel. Zuckerrohrgranulat
1 Blatt weiße Gelatine
1/2 Orange
1 Prise Zimt
1/2 Teel. Keimöl

Für zwischendurch

Etwa: 600 kJ/140 kcal
3 g Eiweiß · 3 g Fett
27 g Kohlenhydrate

- Zubereitungszeit: etwa 31/2 Stunden (davon 3 Stunden Gelierzeit)

1. Die Karotten gründlich waschen, putzen, schälen und in Scheiben schneiden.

2. In einem Topf etwa 6 Eßlöffel Wasser zum Kochen bringen, die Karotten und das Zuckerrohrgranulat hinzufügen und bei mittlerer Hitze in 10–15 Minuten garen.

3. Inzwischen die Gelatine etwa 10 Minuten in kaltem Wasser einweichen.

4. Die Orangenhälfte auspressen, den Saft mit dem Zimt und dem Öl vermischen.

5. Die heißen Karotten mit dem Pürierstab zermusen und die Gelatine im heißen Mus auflösen. Den Orangensaft unterrühren.

6. Eine Puddingform (1/4 l Inhalt) mit kaltem Wasser ausschwenken, das Karottenmus einfüllen und im Kühlschrank etwa 3 Stunden kühlen.

7. Vor dem Füttern stürzen und auf Zimmertemperatur erwärmen lassen.

Fruchtjoghurt
(ab 10. Monat)

Selbstgerührt ist er am besten und sicher frei von Zusatzstoffen. Statt Joghurt können Sie auch 100 g Magerquark mit 2 Eßlöffeln Sahne verrühren.

Zutaten für 1 Portion:
150 g Bioghurt (3,5% Fett)
50 g frisches, reifes Obst
wie Banane, Beeren, Pfirsich,
Melone oder 1 Portion
eingefrorenes Fruchtmark

Für zwischendurch

Etwa: 630 kJ/150 kcal
6 g Eiweiß · 6 g Fett
18 g Kohlenhydrate

- Zubereitungszeit: etwa 5 Minuten

1. Den Joghurt 1 Stunde vor dem Essen aus dem Kühlschrank nehmen, sonst ist er zu kalt. Eventuell das tiefgefrorene Fruchtmark auftauen lassen.

2. Das Obst gründlich waschen, schälen und kleinschneiden. Mit dem Pürierstab in einer Rührschüssel fein zermusen. Den Joghurt glattrühren und unter das Fruchtmus ziehen.

Trauben-Kompott
(ab 8. Monat)

Ein Nachtisch für Kinder, die schnell wund werden und zu Blähungen neigen. Sie könne auch Birnen, süße Äpfel oder Pfirsich nehmen.

Zutaten für 1 Portion:
150 g Weintrauben
1 Teel. geriebene Mandeln

Schnell • Zum Nachtisch

Etwa: 540 kJ/130 kcal
2 g Eiweiß · 2 g Fett
26 g Kohlenhydrate

- Zubereitungszeit: etwa 10 Minuten

1. Die Trauben von den Stielen lösen, in warmem Wasse gründlich waschen und abtropfen lassen. Die Trauben ha bieren und die Kerne entferne

2. In einem kleinen Topf 4 Eß löffel Wasser mit den Trauben und den Mandeln zum Koche bringen. Bei schwacher Hitze etwa 3 Minuten kochen lasse dann kalt stellen.

3. Das Kompott zimmerwarm füttern.

Im Bild hinten: Fruchtjoghurt
Im Bild Mitte: Trauben-Kompott
Im Bild vorne: Götterspeise

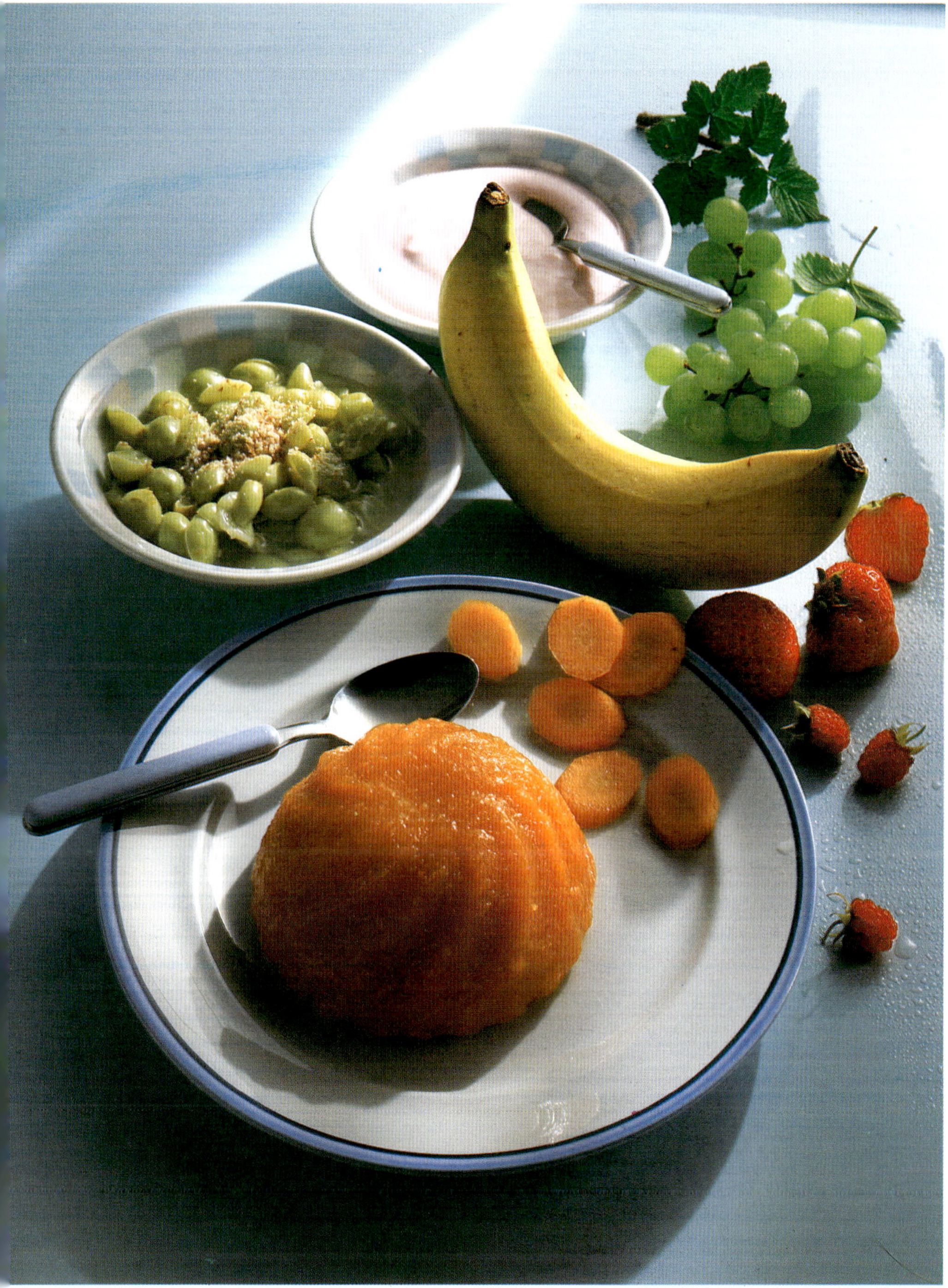

Kartoffeln mit Stippe

(Ab 10. Monat)

Zutaten für 3–4 Portionen:
1 kg festkochende Kartoffeln
500 g Magerquark
200 ml Sahne
80 g geriebener, junger Edamer
2 Eßl. Alfalfasprossen
1 Bund Dill, frisch gehackt
1 Teel. Keimö
1 Prise Pfeffer
1/2 Teel. Salz
40 g Sonnenblumenkerne

Aus Groß mach Klein

Pro Babyportion etwa:
1700 kJ/400 kcal
21 g Eiweiß · 19 g Fett
37 g Kohlenhydrate

- Zubereitungszeit: etwa 35 Minuten

1. Die Kartoffeln waschen und in etwa 20 Minuten garen. Den Quark mit der Sahne und dem Käse cremig rühren.

2. Die Sprossen waschen, fein hacken. Mit dem Dill unterrühren.

3. Für das Baby 150 g Quark mit dem Öl verrühren. Den Rest mit dem Pfeffer, dem Salz und den Sonnenblumenkernen verrühren.

4. Die Kartoffeln pellen, dem Baby 200 g mit dem Quark geben.

Nudeln und Fleischsauce

(ab 10. Monat)

Zutaten für 3–4 Portionen:
500 g Rindergulasch
500 g Zwiebeln
50 g Butter
1 Teel. mildes Paprikapulver
2 Kopfsalate
3 Eßl. Joghurt
3 Eßl. Sahne
1/4 Teel. Kräutersalz
1 Prise Pfeffer
250 g Vollkornnudeln
2–3 Teel. Salz
2 Teel. dunkler Saucenbinder
3 Eßl. Crème fraîche

Aus Groß mach Klein

Pro Babyportion etwa:
2000 kJ/480 kcal
17 g Eiweiß · 31 g Fett
34 g Kohlenhydrate

- Zubereitungszeit: etwa 21/2 Stunden

1. Das Fleisch von Fett und Sehnen befreien und klein würfeln. Die Zwiebeln schälen und kleinschneiden.

2. Die Hälfte der Butter zerlassen, die Zwiebeln darin anbraten. Das Paprikapulver und das Fleisch hinzufügen. Bei mittlerer Hitze etwa 2 Stunden schmoren lassen. Ab und zu etwas Wasser angießen.

3. Den Salat putzen und waschen. Etwa 150 g von den zarten, gelben Herzblättern für das Baby beiseite legen. Die restlichen Blätter in mundgerechte Stücke zupfen.

4. Für die Salatsauce den Joghurt mit 2 Eßlöffeln Sahne, dem Kräutersalz und dem Pfeffer verrühren.

5. Die Nudeln in leicht gesalzenem Wasser garen, dann abtropfen lassen.

6. Wenn das Fleisch gar ist, etwa 40 g Fleisch und 1 Eßlöffel Sauce abnehmen.

7. Das Gulasch für die Familie mit 1 Teelöffel Salz würzen. Aufkochen, den Saucenbinder unterrühren und aufkochen lassen. Die Crème fraîche unterrühren.

8. Die Herzblätter in feine Streifen schneiden und in 1 Teelöffel Butter dünsten. Das Fleisch und die Sauce fein pürieren.

9. Für das Baby 100 g Nudeln mit 1 Teelöffel Butter vermischen und in den Babyteller füllen. Das Gemüse mit 1 Eßlöffel Sahne abschmecken und mit dem Fleisch darüber gießen.

10. Für die Familie die restliche Butter unter die Nudeln ziehen, den Salat mit der Sauce mischen und servieren.

Im Bild oben:
Kartoffeln mit Stippe
Im Bild unten:
Nudeln und Fleischsauce

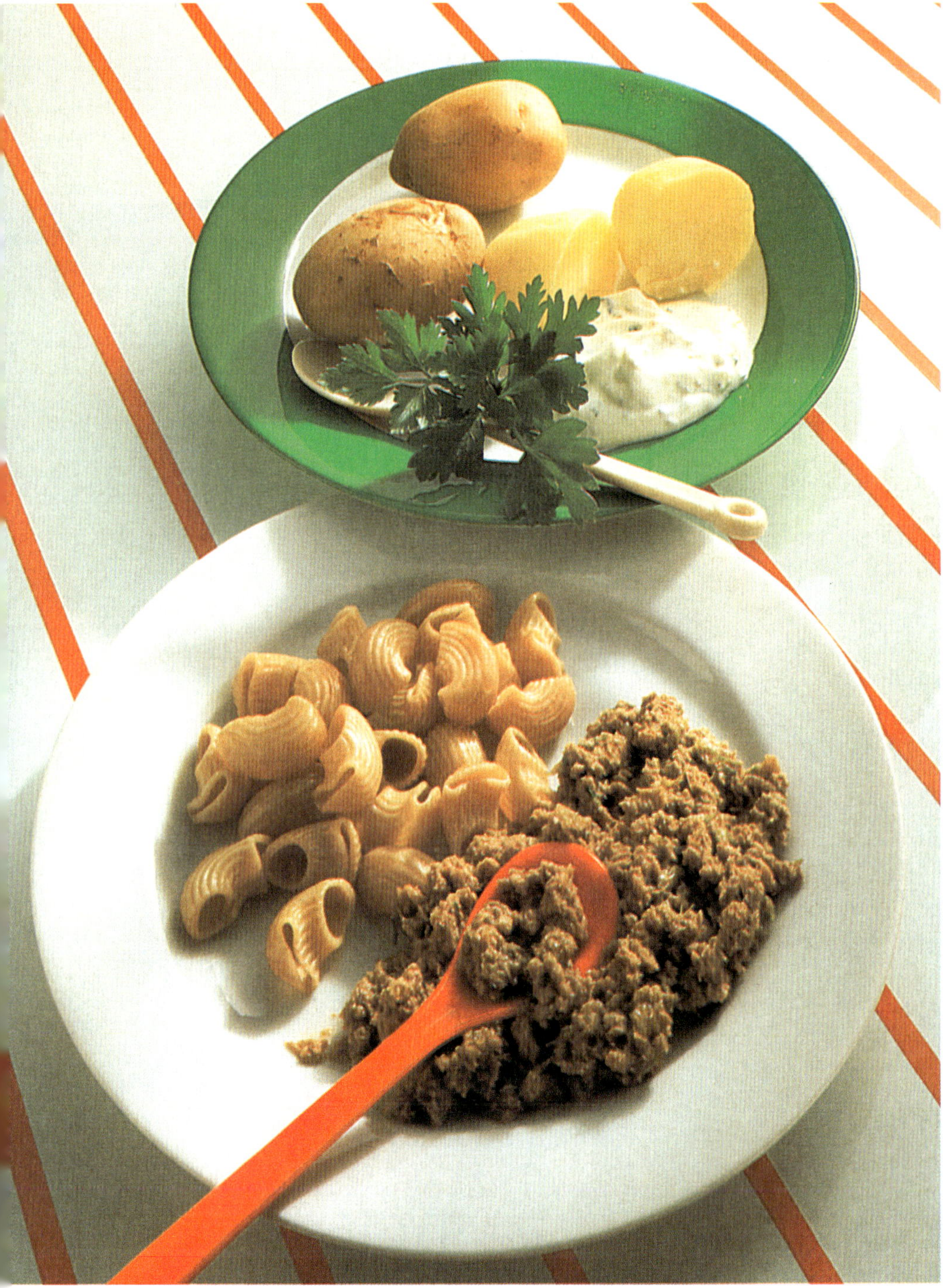

Geschnetzeltes mit Zucchini

(ab 8. Monat)

Zutaten für 3–4 Portionen:
300 g Putenbrust
1 Eßl. Zitronensaft
1 Teel. getrocknetes Basilikum
800 g Zucchini
2 Eßl. Keimöl
125 g Sahne
125 ml Instant-Brühe
1 Eßl. Soja-Sauce
2 Eßl. Schmelzflocken
800 g gekochte Kartoffeln

Aus Groß mach Klein

Pro Babyportion etwa:
860 kJ/200 kcal
15 g Eiweiß · 9 g Fett
16 g Kohlenhydrate

- Zubereitungszeit: etwa 55 Minuten

1. Das Putenfleisch in schmale Streifen schneiden, mit dem Zitronensaft beträufeln und mit dem Basilikum bestreuen.

2. Die Zucchini waschen, schälen und dabei die Stiel- und Blütenansätze entfernen. Die Zucchini grob raspeln.

3. 1 Eßlöffel Öl erhitzen, das Putenfleisch darin anbraten. Die Sahne dazugießen, den Deckel auflegen und alles bei schwacher Hitze etwa 10 Minuten dünsten. Die Zucchiniraspel hinzufügen, Deckel wieder auflegen und alles nochmals etwa 10 Minuten dünsten.

4. Für das Baby etwa 70 g Kartoffeln zerdrücken. Etwa 150 g Zucchini mit Fleisch darüber geben. Das Fleisch kleinschneiden, mit dem restlichen Keimöl vermischen.

5. Für die Familie das Geschnetzelte mit der Brühe angießen, die Soja-Sauce und die Flocken dazugeben und noch 1–2 Minuten kochen lassen. Mit den Kartoffeln servieren.

Nudelsuppe

(ab 8. Monat)

Zutaten für 3–4 Portionen:
300 g Beinscheibe
1 l Wasser
1 Lorbeerblatt
300 g Karotten
1 Staude Bleichsellerie
300 g Rosenkohl
1 Bund Petersilie
300 g Nudeln
1 Eßl. Butter
1 Teel. Salz
1 Eßl. Soja-Sauce
1 Eßl. Tomatenmark

Aus Groß mach Klein

Pro Babyportion etwa:
1500 kJ/360 kcal
13 g Eiweiß · 16 g Fett
42 g Kohlenhydrate

- Zubereitungszeit: etwa 11/4 Stunden

1. Das Fleisch abwaschen, mit dem Wasser und dem Lorbeerblatt bei schwacher Hitze etwa 30 Minuten köcheln lassen.

2. Die Karotten schälen und in Scheiben schneiden. Von der Selleriestaude das untere Ende und die Blätter abtrennen. Die Stiele waschen, die zähen Fäden abziehen und die Stiele in etwa 1 cm dicke Scheiben schneiden. Den Rosenkohl waschen, putzen und dabei die Röschen von unten kreuzweise einschneiden. Die Petersilie waschen und hacken.

3. Den Rosenkohl und die Karottenscheiben zur Suppe geben und alles etwa 30 Minuten weiterkochen. Nach etwa 10 Minuten den Sellerie samt grünen Blättern und die Nudeln dazugeben. Zum Schluß das Lorbeerblatt und das Selleriegrün entfernen.

4. Für das Baby etwa 200–250 g Karotten, Sellerie und Nudeln mit Brühe abnehmen. Etwa 35 g Fleisch fein hacken und zur Babysuppe geben. Die Butter und 1 Teelöffel gehackte Petersilie unterrühren.

5. Die Suppe mit dem Salz, der Soja-Sauce, dem Tomatenmark und der restlichen Petersilie würzen. Das Fleisch herausheben. Fett und Knochen entfernen und das Fleisch würfeln. In der Suppe servieren.

Bild oben:
Geschnetzeltes mit Zucchini
Bild unten:
Nudelsuppe

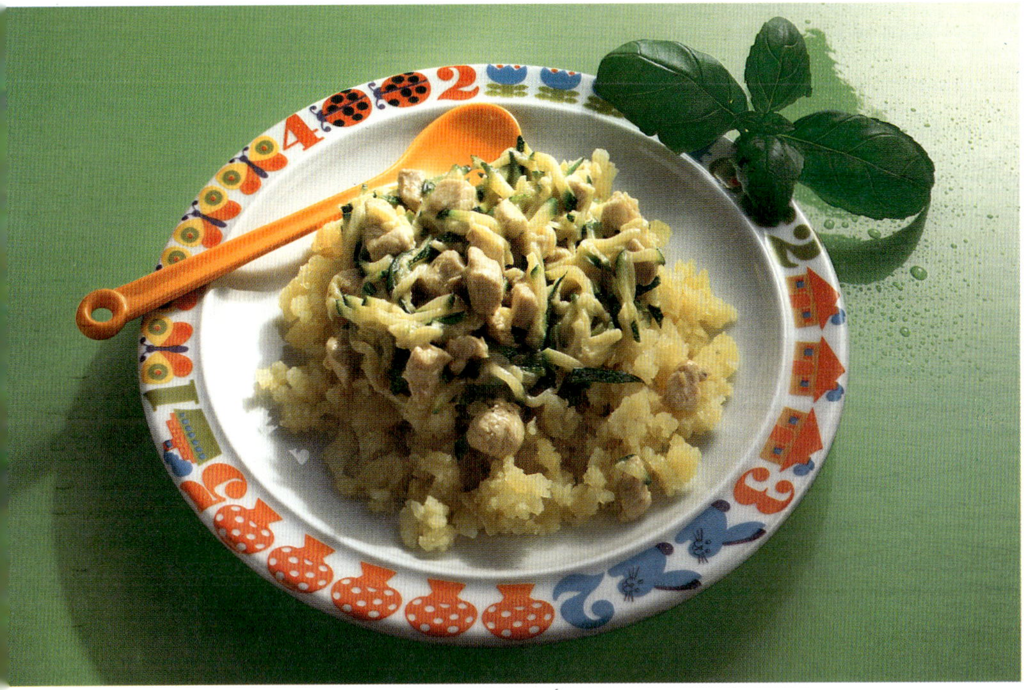

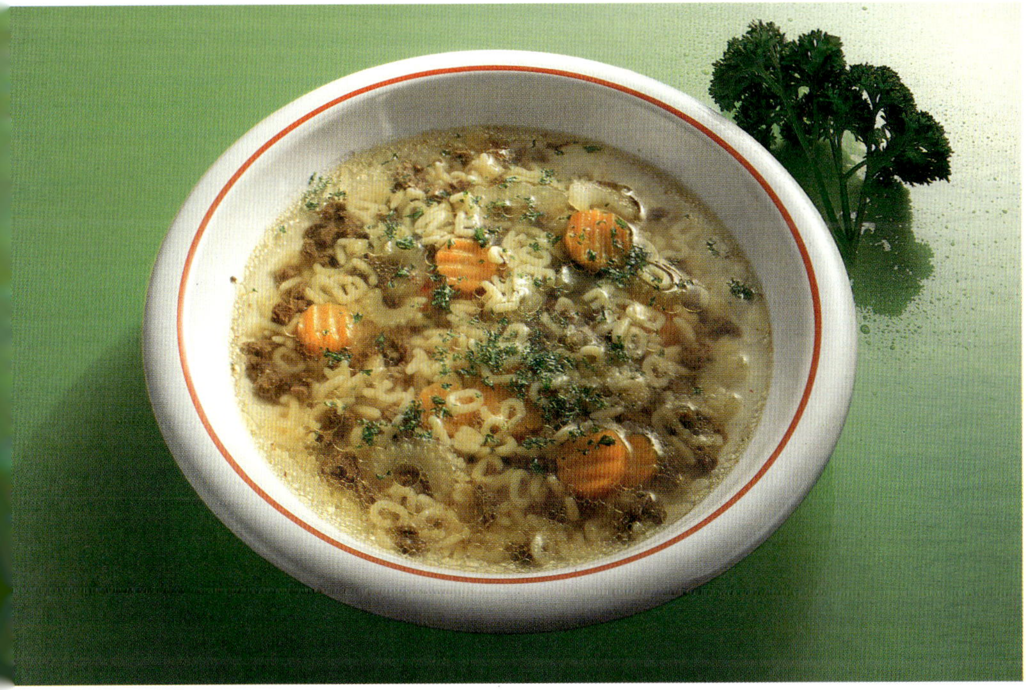

Monatsbrei
(ab 4. Monat)

Dieses Rezept entspricht dem »ersten Gemüsebrei«. Sie können ihn portionsweise in Tiefkühlbeuteln einfrieren. Bei Bedarf den Beutel samt Inhalt in warmem Wasser auftauen lassen. Das Gemüse in einem Topf kurz aufkochen lassen und auf dem Teller mit 1 Eßlöffel Butter oder Keimöl (am besten täglich wechseln) vermischen. Das Fett erst nach dem Kochen dazugeben – sonst werden wichtige Vitamine und Fettsäuren zerstört!

Zutaten für 30 Portionen:
1 kg mageres Rindfleisch, zum Beispiel aus der Blume
1 Teel. Fenchelsamen
1 1/2 kg Kartoffeln
3 kg junge Karotten

Gelingt leicht

Pro Portion etwa:
530 kJ/130 kcal
9 g Eiweiß · 3 g Fett
22 g Kohlenhydrate

- Zubereitungszeit: etwa 3 1/2 Stunden

Tip!
Das Zerkleinern des Fleisches mit dem Pürierstab ist mühsam. Viel schneller geht es im Blitzhacker, mit der Küchenmaschine oder Sie drehen es durch den Fleischwolf.

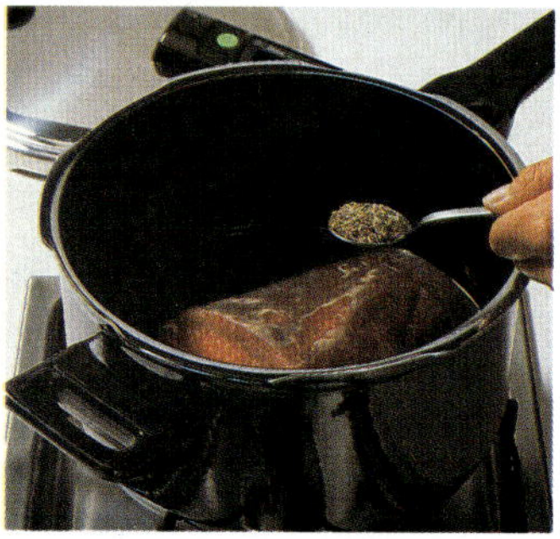

1. Das Rindfleisch abwaschen und mit etwa 1/2 l Wasser in den Schnellkochtopf legen. Die Fenchelsamen dazugeben, den Topf schließen und aufsetzen. Bei Stufe 1 in etwa 45 Minuten garen. Dann von der Kochstelle nehmen und warten, bis der Druck abgefallen ist.

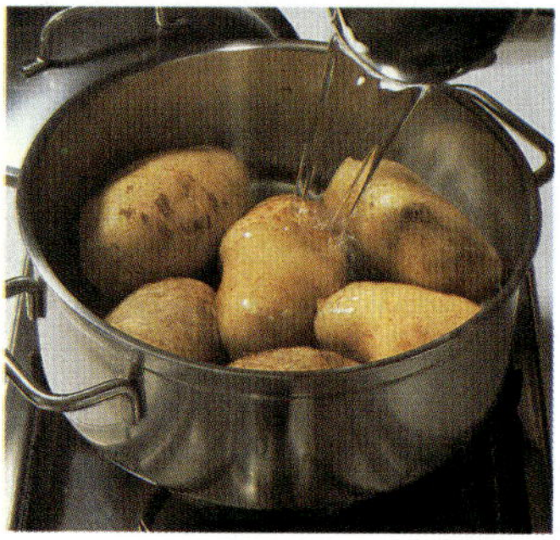

2. In der Zwischenzeit die Kartoffeln waschen und ungeschält in einen Topf geben. Etwa 5 cm hoch Wasser einfüllen, zum Kochen bringen und die Kartoffeln bei schwacher Hitze in 35–40 Minuten garen.

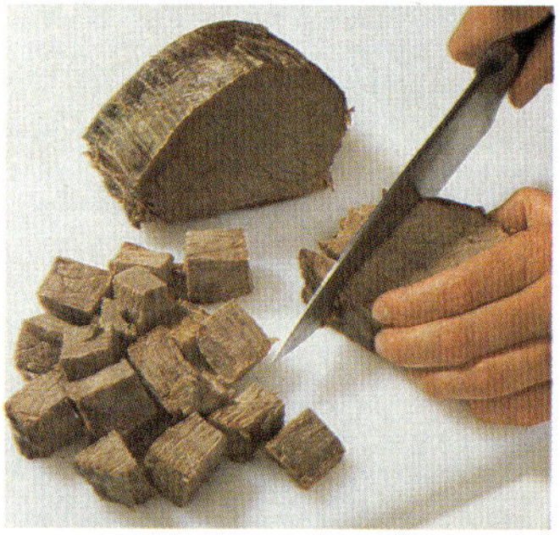

3. Das Fleisch aus der Brühe nehmen und in etwa 2 cm große Würfel schneiden.

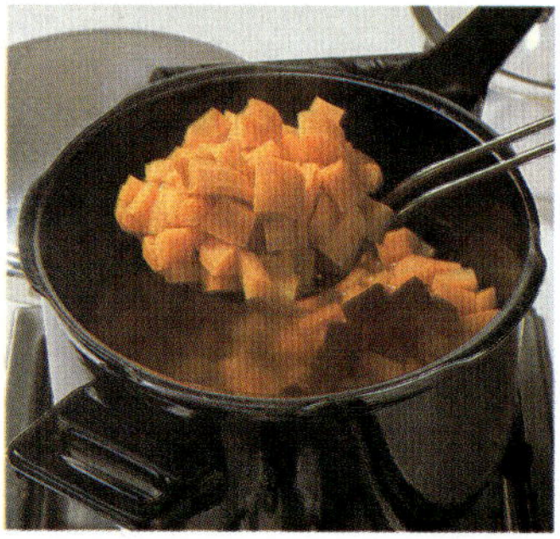

4. Die Karotten waschen, putzen, schälen und in grobe Stücke teilen. Die Hälfte der Karotten im geschlossenen Topf auf Stufe 1 in etwa 6 Minuten garen. Abdampfen lassen und die Karotten mit einem Schaumlöffel herausheben. Dann die restlichen Karotten garen.

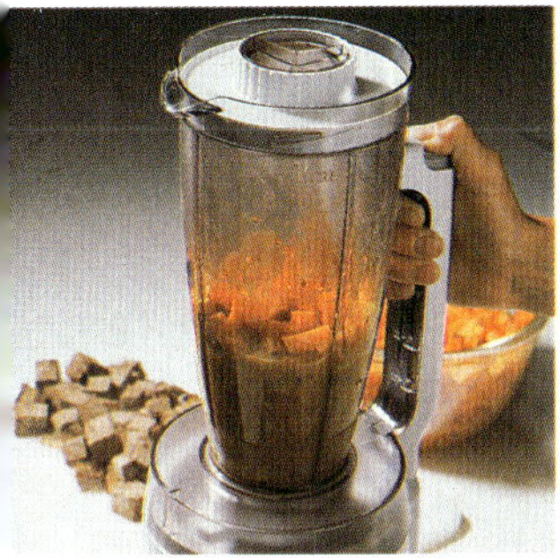

5. In einer Schüssel etwas Fleisch mit Karotten und 1 Kelle Bouillon mit dem Pürierstab fein pürieren, bis alles zerkleinert ist. Wenn Sie im Blitzhacker pürieren, die Bouillon nicht gleich dazugeben, sondern später unterziehen. Im Mixer dagegen muß reichlich Flüssigkeit zugegeben werden.

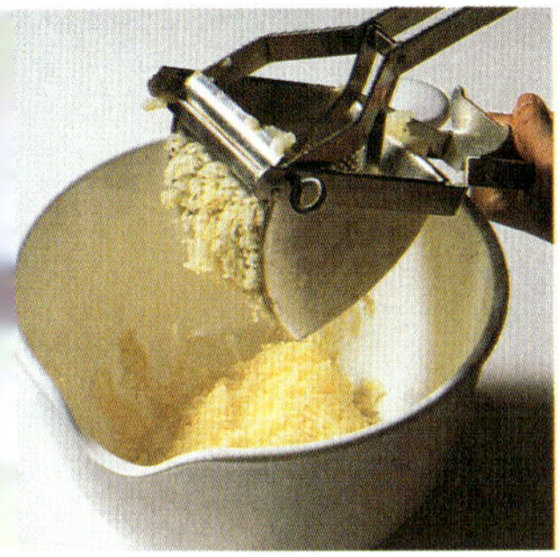

6. Die noch heißen Kartoffeln pellen und portionsweise durch die Kartoffelpresse drücken. Nicht mit Püriergeräten zerkleinern – dann wird das Püree kleisterig.

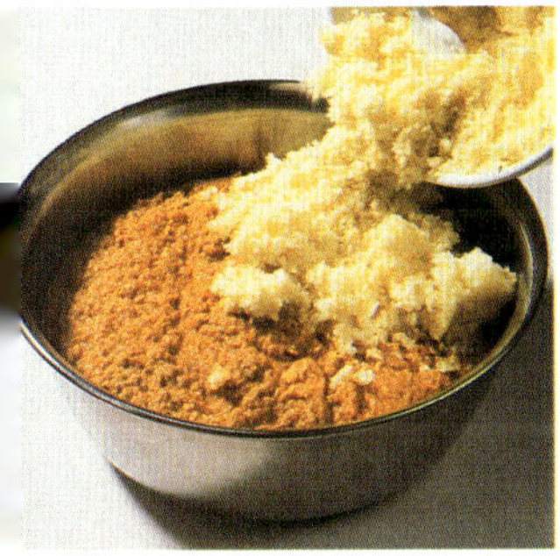

7. Das lockere Kartoffelpüree mit dem Karotten-Fleisch-Mus mischen.

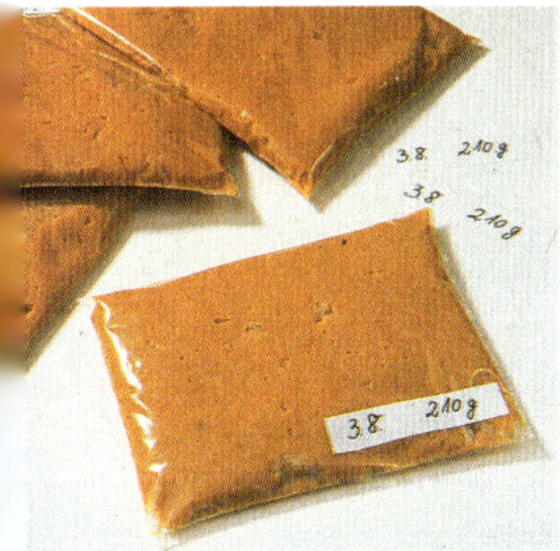

8. In Tiefkühlbeuteln Portionen von 190–220 g (je nach Alter und Appetit etwas mehr oder weniger) abwiegen, verschließen und im Tiefkühlgerät einfrieren.
Der Monatsbrei ist bis zu 2 Monaten haltbar.

Tip!

Wenn Sie ein Gefriergerät haben, können Sie unbesorgt Babynahrung auf Vorrat kochen. Das hat viele Vorteile:

- Sie können die Produkte ganz frisch direkt nach dem Einkauf verarbeiten.
- Sie haben immer Babygerichte parat und müssen nicht jeden Mittag doppelt kochen.
- Sie können ganz sicher sein, daß in jeder Portion alles enthalten ist, was Ihr Baby braucht.
- Sie können Angebote nutzen.
- Wenn Sie ein Mikrowellengerät haben, ist das Essen blitzschnell aufgetaut. Wenn nicht, müssen Sie bereits morgens daran denken, die Babymahlzeit aus dem Eis zu holen.
- Frieren Sie ganze Mahlzeiten in Koch-Gefrierbeuteln ein und verschweißen Sie diese oder verschließen Sie sie möglichst luftdicht – das nimmt wenig Platz weg, und Sie können die Speise auch im heißen Wasserbad auftauen.
- Kleine Mengen im Eiswürfelbereiter einfrieren und dann die Würfel in gut schließende Boxen umfüllen.

Fleisch für den Mittagsbrei

(ab 4. Monat)

Statt Putensteaks können Sie auch mageres Schweine- oder Rindfleisch nehmen.

Zutaten für etwa 20 Portionen:
500 g Putensteaks (dunkles Fleisch aus der Keule)
1 Eßl. Öl
100 ml Wasser

Schnell

Pro Portion etwa:
130 kJ/31 kcal
5 g Eiweiß · 1 g Fett
0 g Kohlenhydrate

- Zubereitungszeit: etwa 55 Minuten

1. Die Putensteaks abwaschen, mit Küchenpapier abtupfen. Das Öl mit dem Wasser zum Kochen bringen. Das Fleisch bei schwacher Hitze etwa 45 Minuten dünsten.

2. Abkühlen lassen. Das Fleisch in seinem Saft mit dem Pürierstab oder im Blitzhacker fein zerkleinern.

3. Portionen zu etwa 25 g (im 2. Lebenshalbjahr etwa 35 g) abwiegen, in einen Eiswürfelbereiter füllen und im Schockgefrierfach einfrieren. Wenn das Fleisch gefroren ist, die Würfel in eine gut schließende Box umfüllen. So ist es bis zu 2 Monaten haltbar.

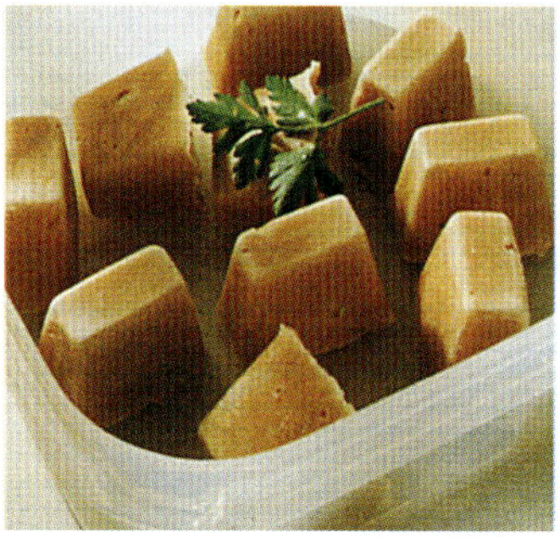

Tip!

Frische, milde Kräuter sind die ideale Würze für die Babykost. Glatte Petersilie, Dill, Estragon, Minze, Pimpinelle und Kerbel sind zart und mild. Vor dem Einfrieren die Kräuter waschen und gut trockenschütteln. Die Blättchen von den Stielen zupfen und auf einem Tablett ausbreiten. Das Tablett in das Gefriergerät stellen. Wenn sie gefroren sind, in Tiefkühlbeutel füllen und darin mit der Hand zerdrücken. Dann in eine Box füllen und bei Bedarf mit dem Löffel entnehmen. Haltbarkeit: 2 Monate.

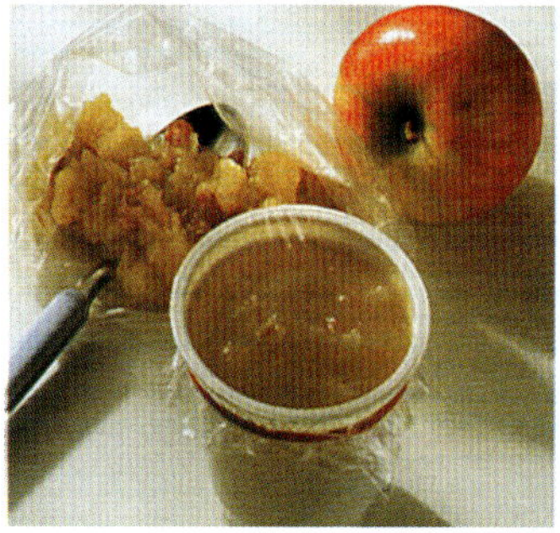

Apfelmus mit Rosinen

(ab 6. Monat)

Das Obstmus ist als Nachtisch oder Zwischenmahlzeit gedacht. Es wirkt verdauungsfördernd. Bei Durchfall lieber Bananenmus geben.

Zutaten für 10 Portionen:
1 kg Golden Delicious oder Cox Orange (milde Sorten)
100 ml Wasser
50 g ungeschwefelte Rosinen

Preiswert

Pro Portion etwa:
260 kJ/62 kcal
0,4 g Eiweiß · 0,4 g Fett
14 g Kohlenhydrate

- Zubereitungszeit: etwa 25 Minuten

1. Die Äpfel waschen, schälen, vierteln und dabei das Kerngehäuse entfernen. Die Äpfel mit dem Wasser in einen Topf geben.

2. Die Rosinen mit heißem Wasser waschen und dazugeben. Bei schwacher Hitze etwa 10 Minuten dünsten, dann abkühlen lassen.

3. Für Kinder bis zu 10 Monaten das Mus im Mixer fein pürieren. Für die Größeren mit dem Kartoffelstampfer zerdrükken. In Tiefkühlbeutel oder in leere Joghurtbecher füllen und verschließen. Die Joghurtbecher verschließen. Im Schockgefrierfach einfrieren und bei

Bedarf bei Zimmertemperatur in etwa 6 Stunden auftauen lassen. Etwa 6 Monate, im Joghurtbecher 4 Monate haltbar.

Erdbeer-Bananen-Mark

(ab 6. Monat)

Kleine Portionen sind ideal zum Mischen mit Joghurt oder Quark.

Zutaten für 20 Portionen:
1 große Banane
200 g Erdbeeren
Saft von 1/2 Orange

Schnell

Pro Portion etwa:
46 kJ/11 kcal
0 g Eiweiß · 0 g Fett
2 g Kohlenhydrate

Zubereitungszeit: etwa 10 Minuten

1. Die Banane schälen. Die Erdbeeren waschen, von den Stielen zupfen. Beides in eine Rührschüssel geben.

2. Den Orangensaft dazugießen und alles fein zermusen.

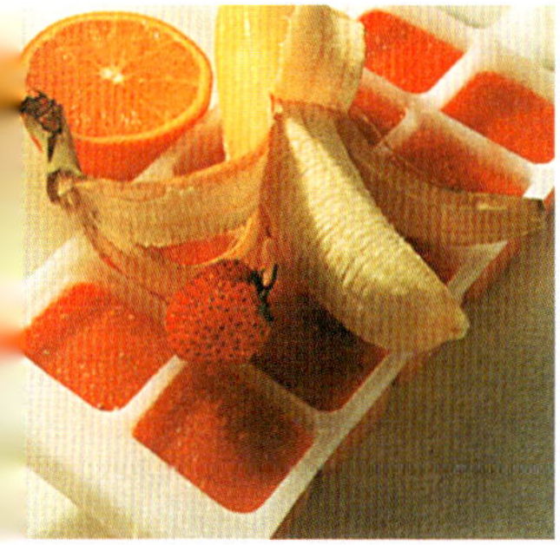

3. Das Mark in einen Eiswürfelbereiter füllen und einfrieren. Die gefrorenen Würfel in eine Kühlbox umfüllen (bis zu 2 Monaten haltbar).

Frühlingsgemüse

(ab 8. Monat)

Zutaten für 20 Portionen:
500 g Karotten
500 g Kohlrabi
500 g Blumenkohl
500 g Zuckererbsen oder Spargelabschnitte
500 g Zucchini
2 Eßl. Butter
125 ml Wasser

Gelingt leicht

Pro Portion etwa:
190 kJ/45 kcal
2 g Eiweiß · 1 g Fett
7 g Kohlenhydrate

- Zubereitungszeit: etwa 1 1/2 Minuten

1. Das Gemüse gründlich waschen. Die Karotten und die Kohlrabi putzen und schälen. Von den Kohlrabi einige zarte Blätter fein hacken und beiseite legen. Den Blumenkohl in kleine Röschen teilen. Den Strunk fürs Erwachsenenessen aufbewahren. Die Zuckererbsen putzen. Oder die Spargelabschnitte an den Enden abschneiden und schälen. Die Zucchini von den Stiel- und Blütenansätzen befreien und schälen.

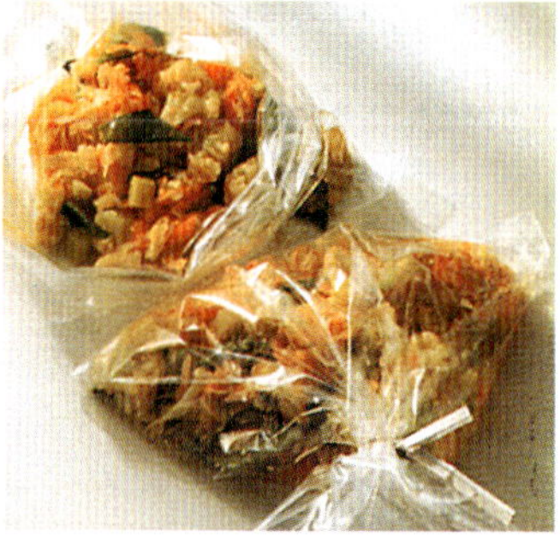

2. Die Karotten und die Kohlrabi grob raspeln. Die Zuckererbsen oder Spargelabschnitte in kleine Stücke schneiden, die Zucchini würfeln.

3. Die Butter zerlassen, das Wasser und das Gemüse dazugeben und bei mittlerer Hitze in etwa 30 Minuten garen. Dabei ab und zu umrühren.

4. Das Gemüse samt Kochflüssigkeit auf etwa 20 Tiefkühlbeutel zu Portionen à 100 – 150 g (je nach Alter des Kindes) verteilen. Die Beutel verschließen, ganz abkühlen lassen und einfrieren (etwa 3 Monate haltbar).

5. Bei Bedarf auftauen lassen, aufkochen und mit 80 g Pellkartoffeln, 1 Fleischportion (Rezept Seite 60) oder 1 Eigelb vermischen.

Zum Gebrauch

In diesem Register sich nicht nur die Rezepte, sondern auch wichtige Begriffe wie Vitamine oder Fieber alphabetisch geordnet. Darüber hinaus finden Sie die Rezepte nach Alter und Mahlzeiten geordnet.

Rezeptregister

A

B/E/F

G

K

M

Sachregister

IMPRESSUM

Wichtige Hinweise

• Wichtige Hinweise
Die Rezepte und Ratschläge in diesem Buch stammen von einer Ernährungswissenschaftlerin und sind erprobt. Die medizinische Forschung auf diesem Gebiet ist nicht abgeschlossen, und zu Einzelfragen werden auch von namhaften Wissenschaftlern abweichende Meinungen vertreten. In Zweifelsfällen sprechen Sie bitte immer mit Ihrem Arzt.
• Ab x.-Monat bedeutet: Mit Ende des x.-Monat.
• Wenn Sie Babynahrung in der Mikrowelle erwärmen, sollten Sie das Fläschchen erst kräftig schütteln oder den Brei immer gründlich verrühren. Testen Sie vorher; ob die Milch oder der Brei die richtige Temperatur hat. An heißen Speisen kann sich Ihr Baby verbrennen. Wenn Sie Flüssigkeiten in der Mikrowelle erhitzen, stellen Sie in das Gefäß immer einen Glas- oder Metallöffel, damit sie nicht überkochen. Keine Plastik-Babyflaschen oder -sauger in das Mikrowellengerät stellen.
• Kompetente Hilfe gibt auch eine Hebamme. Die Krankenkassen ersetzen in der Regel Hausbesuche in der Zeit noch der Gehurt.

Genehmigte Lizenzausgabe für Gondrom Verlag GmbH, Bindlach 2004

Redaktion: Dipl. oec. troph. Maryna Zimdars
Layout: Ludwig Kaiser
Fotos: Odette Teubner, Kerstin Mosny, Robert Gigler (Seiten 16, 17, 27)
Covergestaltung: Dietmar Stammel
Umschlagfoto: Odette Teubner, Kerstin Mosny

Die Ratschläge in diesem Buch sind vom Verlag und Herausgeber sorgfältig erwogen und geprüft, dennoch kann eine Garantie nicht übernommen werden. Eine Haftung des Verlages und seiner Beauftragten für Personen-, Sach- und Vermögensschäden ist ausgeschlossen.

ISBN 3-8112-2456-5

5 4 3 2

Die Fotografinnen

Odette Teubner
wurde durch ihren Vater, den international bekannten Food-Fotografen Christian Teubner ausgebildet. Heute arbeitet sie im Studio für Lebensmittelfotografie Teubner.

Kerstin Mosny
besuchte die Fachhochschule für Fotografie in der französischen Schweiz. Danach arbeitete sie als Assistentin bei verschiedenen Fotografen, unter anderem bei dem Food-Fotografen Jürgen Tapprich in Zürich. Nun ist sie im Fotostudio Teubner tätig.